DU

FONGUS BÉNIN

DU TESTICULE

ET DE SES RAPPORTS

AVEC LA HERNIE DU MÊME ORGANE

Paris. — A PARENT, imprimeur de Faculté de Médecine, rue Monsieur-le-Prince, 31

DU

FONGUS BÉNIN

DU TESTICULE

ET DE SES RAPPORTS

AVEC LA HERNIE DU MÊME ORGANE

PAR

Le Dr J.-N. HENNEQUIN

Interne en Médecine et en Chirurgie des Hôpitaux civils de Paris

PARIS

ADRIEN DELAHAYE, LIBRAIRE-ÉDITEUR

PLACE DE L'ÉCOLE DE MÉDECINE

—

1865

PRÉFACE

Ce n'est qu'avec une certaine timidité que nous avons osé aborder un sujet aussi difficile, une maladie aussi rare. De date récente, le fongus bénin du testicule a été, jusqu'à nos jours, confondu avec la hernie du même organe. Au siècle dernier, il était pris pour un cancer; cependant la différence est si grossière, qu'on ne comprend pas qu'une erreur aussi facile à dévoiler ait été acceptée par tant de chirurgiens éminents.

Trompés par les apparences, et privés des lumières du microscope, on ne peut leur faire un crime d'avoir méconnu une affection qu'ils avaient si rarement l'occasion d'observer, si nous en jugeons par son peu de fréquence actuellement.

Néanmoins on s'accorde généralement à dire que le traitement de l'hydrocèle par excision et par incision devait favoriser le développement de cette tumeur. Du reste, les anciens connaissaient peu les affections des bourses, et de la glande séminale en particulier; ils avaient une sorte d'indifférence pour les lésions des parties honteuses, comme ils les appelaient.

La science était alors sacrifiée aux préjugés, et les médecins eux-mêmes, moins que les autres il est vrai, subissaient l'influence de leur temps. Quoi qu'il en soit, le fongus bénin du testicule est une maladie toute moderne, par conséquent nous n'aurons pas à remonter le cours des siècles pour lui trouver un parrain parmi les hommes de notre art qui ont illustré l'antiquité. Rechercher à qui des chirurgiens de notre époque revient l'honneur de la découverte, sera une tâche déjà assez difficile.

La confusion faite entre la hernie du testicule et le fongus bénin, par les auteurs qui ont crit sur ce sujet, nous impose le devoir d'attacher une grande importance aux définitions, afin qu'il n'y ait ni équivoque, ni méprise. Nous retracerons ensuite les phases par lesquelles a passé cette affection; mais notre but principal est d'attirer l'attention sur les symptômes qui la séparent de la hernie du testicule. Puissent nos efforts mériter la bienveillance de nos juges.

DU

FONGUS BÉNIN

DU TESTICULE

ET DE SES RAPPORTS

AVEC LA HERNIE DU MÊME ORGANE

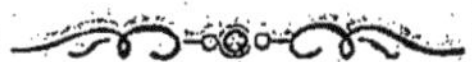

DÉFINITION.

Presque tous les auteurs qui ont traité du fongus bénin du testicule font remonter son origine à Bertrandi, c'est-à-dire à 1757 (1). Lorsque nous ferons l'historique de la question, nous rechercherons si en réalité c'est à lui qu'il faut en attribuer la découverte. Bertrandi n'a laissé qu'une observation de fongus ; ne lui ayant pas consacré de définition, nous ne devons pas pour l'instant nous arrêter à ce chirurgien.

En 1768 (2), J.-L. Petit parle de la sortie des tubes séminifères à travers l'abbuginée dans les abcès du testicule, et dans certaines lésions, certains états pathologiques de cet organe : «la substance glandulaire, dit-il, sort en longs filaments; » mais il y a loin de là à l'irruption en masse du parenchyme testiculaire à la formation d'une tumeur. C'était un accident, une complication d'une importance assez grande.

En 1788 (3) Swediaur s'exprime à peu près dans les mêmes termes. Il n'ajoute rien à ce qu'avait dit J.-L. Petit.

Sabatier, en 1796 (4), conseille de pratiquer la castration, lorsqu'à la suite d'une lésion extérieure ou d'une cause intérieure, il

---

(1) *Mémoire de l'Académie de chirurgie*, t. III.
(2) *Mémoire de l'Académie de chirurgie*, t. IV.
(3) 3° édition.
(4) *Méd. opér.*, t. I, 1re édit.

sort des abcès testiculaires des chairs fongueuses qui se boursou-
flent et se renversent de côté et d'autre, et qui rendent un pus sé-
reux et mal digéré.

Toutes ces paroles sont trop vagues pour qu'on puisse leur ac-
corder une signification précise. Cependant il est probable que
c'est à Sabatier que A. Cooper a emprunté son mode de formation
du fongus.

En 1800 (1), Callisen disait ceci : « Si de la surface de la tunique
albuginée ou de la tunique vaginale elle-même, des excroissan-
ces s'élèvent, entourent à la fin tout le testicule, et figurent un
squirrhe ou un fongus, la substance du testicule lui-même ne s'é-
cartant que peu ou point de l'état normal, le mal se comporte
comme un lipome, et à peu près jamais ne devient un squirrhe
ou un carcinome. »

C'est le premier auteur qui prononce le mot fongus. Il avait
déjà remarqué que cette affection ne se transformait que rarement en squirrhe ou en cancer. Cette citation de Callisen prouve
que le fongus était assez mal connu même en 1800 ; que les médecins de cette époque n'avaient que des notions peu précises sur
cette lésion ; car jamais le fongus bénin ne subit la transforma-
tion cancéreuse ; elle prouve également qu'il avait reconnu que
c'était sur la tunique albuginée ou sur la séreuse vaginale que se
développent les végétations lorsque la glande est exposée au contact de l'air. Par conséquent, c'est Callisen qui a découvert le
fongus superficiel du testicule, et non pas M. Jarjavay.

Samuel Cooper (2), se faisant l'éditeur des idées professées probablement à l'hôpital Saint-Barthélemy, à Londres, car il ne les
donne pas comme siennes, consacre plusieurs pages à la description d'une affection particulière du testicule dans les cas d'induration chronique de cet organe : « Un fongus, dit-il, s'élève de
la substance glanduleuse, et quelquefois de la surface de la
tunique albuginée.

S. Cooper n'avait pas des idées bien plus nettes que ses prédé-
cesseurs, seulement il introduit un élément nouveau dans la question, il admet que les fongosités peuvent végéter sur la substance

---

(1) *Systema chirurgiæ hodiernæ*, t. III, p. 145.
(2) *First line of the practice of surgery* (1807).

glandulaire; il admet forcément, par conséquent, une perforation de l'albuginée; mais on ne voit pas encore là cette tumeur formée par des tubes séminifères.

A partir de ce moment, le fongus entre dans une phase nouvelle. En 1808 (1), W. Lawrence étudie l'affection plus qu'on ne l'avait fait jusqu'alors, reconnaît la présence des tubes au sein de la tumeur. Voici sa définition : « Le fongus testiculaire est une tumeur bénigne qui n'est point le siége d'hémorrhagie, qui ne dégénère jamais en cancer, et pour laquelle on a trop souvent pratiqué l'opération de la castration. » Il l'appelle encore : protrusion du testicule.

On ne se douterait guère, d'après la définition de Lawrence, qu'il connaît si bien le fongus; ses phrases sont tellement vagues qu'on pourrait appliquer sa définition à la plupart des tumeurs du testicule.

A. Cooper, dans son travail publié en 1830 (2), n'adopte pas la dénomination de Lawrence; il rejette le mot fongus pour lui substituer celui de tumeur granuleuse (*granular swelling*). Cette dénomination lui fut suggérée par le mode de formation qu'il a observé et décrit. Ce dernier auteur regardait le fongus comme un produit des abcès du testicule.

Dans ses leçons sur les maladies du testicule, lues à St-George's Hospital en 1833, au mois d'octobre, et publiées dans le *London medical Gazette* (vol. XIII), Brodie décrit la protrusion du testicule, et dit qu'on trouve la tunique albuginée altérée et la substance testiculaire projetée au dehors.

La définition est assez nette; altération de l'albuginée et perforation, projection en dehors des tubes glandulaires.

En 1849 (3), M. Jarjavay publia un mémoire sur le sujet qui nous occupe. Croyant qu'il était nécessaire pour la clarté de la description, et pour être d'accord avec l'anatomie pathologique, d'établir des espèces dans cette maladie, il décrivit deux fongus bénins : le premier était cette tumeur formée par des végétations ayant pour point de départ l'enveloppe fibro-séreuse de la glande séminale; il l'appela fongus bénin superficiel; le second était cette

(1) *Journal de méd. et de chir. d'Edimbourg* (juillet 1808).
(2) *Observations on the structure and diseases of the testis.*
(3) *Archives gén. de méd.* (4ᵉ sér., t. XX).

tumeur si rare formée par la masse glandulaire échappée de l'albuginée.

Ces définitions sont bien nettes, bien précises ; ce sont elles que nous adopterons parce qu'elles sont conformes aux faits.

Curling dans son *Traité pratique des maladies du testicule*, 1857, fait une confusion déplorable dans les dénominations ; il dit : « Cette excroissance fongueuse, appelée avec raison fongus bénin, a parfois reçu le nom de tumeur granuleuse, ou celui de hernie du testicule parce qu'elle se forme de la même manière que la hernie du cerveau. » Il admet, du reste, comme M. Jarjavay, que la masse fongueuse est formée par la substance glandulaire privée d'albugine et recouvert de bourgeons charnus.

Reprenant la question dès son origine, Deville (1) définit ainsi le fongus du testicule : « C'est une tumeur due à la sortie du testicule entier, tunique albuginée comprise, hors des enveloppes scrotales. La tunique albuginée se couvre, comme tous les organes exposés au contact de l'air, d'une couche de granulations qui donne au testicule hernié un aspect granulé extérieur. Je ne crois pas qu'il y ait dans la science des cas de fongus dus à l'irruption de la substance testiculaire à travers une ouverture de la tunique albuginée. » Deville n'a pas prononcé ces paroles à la légère, ce n'est qu'après un examen sérieux de toutes les observations publiées jusqu'alors qu'il est arrivé à cette conclusion ; ce n'est qu'après une observation attentive des faits qui lui sont tombés sous les yeux qu'il a osé renverser l'échafaudage élevé si péniblement par des hommes d'un si grand mérite. Est-ce à dire pour cela que Deville soit dans le vrai, et ne se soit pas laissé induire en erreur par la précipitation de son jugement, c'est ce que nous allons rechercher.

Avant de commencer, nous éprouvons le besoin de définir les prétendus synonymes employés par les auteurs, et de leur donner le véritable sens reçu généralement aujourd'hui.

Ainsi donc, le fongus du testicule est une tumeur formée par les tubes séminifères sortis par une perforation de l'albuginée. Voilà la définition acceptée par tous les chirurgiens.

La hernie du testicule, au contraire, est une tumeur formée

____

(1) *Moniteur des hôpitaux* (1853).

par le testicule lui-même recouvert de sa tunique albuginée in
tacte ou granuleuse.

Par conséquent nous ne pouvons accepter la première classe
de fongus de M. Jarjavay Elle ne repose pas sur des bases assez
solides. Puisqu'on avait déjà la hernie du testicule, pourquoi employer une autre expression qui porte atteinte à la clarté du langage chirurgical en même temps qu'elle induit en erreur les
hommes de l'art peu familiarisés avec ces sortes de lésions. Est-ce
à cause des bourgeons charnus qui végètent sur l'enveloppe
fibro-séreuse de la glande séminale? Mais c'est le sort de tous les
organes exposés au contact de l'air. Lorsqu'un organe quitte sa
loge habituelle pour former une tumeur, on dit qu'il y a hernie,
que cet organe, subissant l'influence des agents extérieurs, se
recouvre de bourgeons charnus, c'est un effort de la nature pour
le couvrir d'une enveloppe protectrice. Mais ce n'est pas là une
raison suffisante pour décorer cette même tumeur d'une nouvelle
dénomination.

Du reste, on dirait que M. Jarjavay n'employait qu'avec regret
l'expression fongus superficiel, car dans le cours de sa description il le remplace presque toujours, et avec raison, par le mot
fongosité qui a l'avantage de mieux exprimer la chose, et d'être
beaucoup plus juste. Cette erreur a été commise par presque tous
ses devanciers et par Lawrence en particulier. Cette faute de langage a entraîné bien des fautes chirurgicales.

Ainsi donc la hernie du testicule et le fongus superficiel de
M. Jarjavay ne sont qu'une seule et même lésion.

Dans l'esprit de Lawrence, protrusion testiculaire et fongus du
testicule avaient exactement la même signification.

Mais lorsque sir A. Cooper dédaignant la dénomination de
Lawrence, emploie son *granular sweling* (tumeur granuleuse), il
voulait par là exprimer une autre variété de lésion; pour lui, la
tumeur à laquelle il donnait ce nom était formée par des végétations exubérantes implantées sur les parois d'un abcès testiculaire. Ce n'était donc plus une hernie du testicule ou un véritable
fongus, mais des fongosités pures et simples développées princi-
palement sur l'orifice extrême du trajet fistuleux.

Il était nécessaire de s'étendre un peu longuement sur les définitions avant d'entrer en matière. C'est pour avoir négligé cette

sage précaution, qu'une confusion regrettable s'est glissée dans les écrits des auteurs que nous venons de citer. Chacun d'eux comprenait la chose à sa manière, et lorsque l'expression employée par son prédécesseur ne répondait pas à ses vues théoriques, il la remplaçait par une autre, dont le sens était bien restreint. Ainsi, on avait la hernie du testicule, c'était une affection connue, bien déterminée; ayant pour elle et la justesse et l'ancienneté, elle avait par conséquent droit au respect. Pourquoi alors créer le fongus superficiel? A. Cooper comprenant le fongus tout autrement que Lawrence, rejette le mot pour lui substituer l'expression, tumeur granuleuse. Nous verrons plus tard que A. Cooper avait raison de créer une nouvelle expression, parce que la maladie qu'il désignait ainsi n'était pas la même que celle que Lawrence avait décrite. Nous ne pouvons qu'approuver A. Cooper; mais aussi nous ne pouvons que lui refuser la part d'honneur qu'on lui accorde, lorsqu'il s'agit du fongus. Sa tumeur granuleuse n'était autre chose que des fongosités prenant dans certains abcès une forme et une vitalité spéciale. Loin de nous la pensée de porter atteinte à son grand mérite. Lawrence, Brodie, Syms, Curling, Jarjavay, ont-ils vu le véritable fongus, cette tumeur formée par les tubes séminifères herniés en masse? Qu'il nous soit permis d'élever quelques doutes.

HISTORIQUE.

Bien que nous ayons nettement séparé, dans notre définition, le fongus du testicule de sa hernie, dans notre historique, nous nous servirons souvent de l'une et de de l'autre expression indifféremment, pour plus de clarté dans le langage, tout en montrant comment les chirurgiens modernes ont transformé la hernie en fongus; nous insisterons ensuite sur les différences qui séparent ces deux affections.

En parcourant les auteurs anciens, on trouve que Albucasis mentionne la possibilité de la sortie du testicule, après le traitement de l'hydrocèle par les méthodes de l'incision, de l'excision et de la cautérisation.

Fabrice de Hilden a-t-il voulu désigner quelque chose de semblabble dans sa 65ᵉ observation, 4ᵉ centurie, sous le nom de

Hernia aquosa atque carnosa? Ce fait isolé est trop peu concluant pour lui attribuer une grande valeur. Le même auteur rapporte ensuite une observation très-importante dans laquelle il est dit que les testicules furent mis à découvert par une gangrène consécutive à l'irruption et à l'issue du liquide d'une ascite à travers le scrotum. Cette observation, citée par Donald Monro dans son *Essai sur l'hydropisie* est mentionnée à tort par quelques auteurs comme lui appartenant. Donald Monro ne donne pas d'observation qui lui soit propre, seulement il dit, qu'après l'opération de l'hydrocèle par excision, il a vu plus d'une fois le testicule rester au dehors de la cavité scrotale, puis se recouvrir de chair et ensuite d'une nouvelle peau. A ne pas en douter voilà bien la hernie du testicule.

Un chirurgien anglais, Gooch, de Norwich, n'a dit qu'un mot sur la question; cependant Sabatier lui reconnaît le mérite d'avoir parlé le premier de l'exfoliation de la tunique albuginée lorsque le testicule est exposé à l'air. Voici ce qu'on trouve dans Gooch (1). Il s'agit d'une hydrocèle traitée par excision : «Dans le cours du traitement, une mince eschare, semblable à une pellicule, fut rejetée de la surface de la tunique albuginée, par des chairs granulées qui s'unirent avec les autres parties, de sorte qu'une cicatrice brune et lisse fut formée sur cette incarnation. » A cette époque l'exfoliation était en honneur, il n'y avait pas que les os qui subissait cette dégradation, mais toute espèce de membrane soumise à l'influence des agents extérieurs.

Jusqu'ici nous avons passé assez légèrement sur les quelques citations éparses dans les livres anciens; maintenant nous arrivons à un auteur à qui on attribue généralement la découverte du fongus : aussi allons-nous compter sérieusement avec lui et discuter chacune de ses phrases, nous dirions presque, chacune de ses expressions.

Bertrandi publia en 1757 un mémoire en latin sur l'hydrocèle (2), il est vrai que la traduction française est en regard; mais le traducteur ne s'est pas piqué d'une très-grande exactitude. Nous tenons à rapporter le passage le plus saillant de ce mé-

---

(1) *Cases and remarks on surgery*, 1767 (Norwich), p. 232.
(2) *Mémoires de l'Académie de chirur.*, t. III.

moire : « Le testicule étant exposé à nu, par suite de ramollissement, dessiccation, ou dilatation de sa tunique, il survient une
ouverture par laquelle s'écoule du pus, et le testicule peut ainsi
s'éliminer par la fonte purulente. La substance peut s'en aller en
filaments, et pendant qu'un peloton de vaisseaux séminaux ou
de la substance propre du testicule se présente à travers la tunique rompue, on ne doit pas employer d'émollients. Dès que la
suppuration est terminée, ou que les parties sont enlevées par la
mortification, des chairs surgissent aussitôt. Enfin un tubercule,
d'une nature sarcoïde particulière, remplit l'ouverture de la tunique et s'unit aux téguments. Nous l'avons vu se convertir en
cancer. » La description de Bertrandi s'adapte parfaitement au
testicule tuberculeux. Évidemment Bertrandi avait vu, à la suite
d'une opération d'hydrocèle par excision ou incision, un testicule sortir par l'ouverture faite au scrotum, et cette glande déjà
malade n'attendait qu'une occasion pour s'enflammer. Exposée
au contact de l'air, la matière tuberculeuse se ramollit, des abcès
se forment, l'albuginée s'ulcère et livre passage au pus accumulé
dans sa cavité. Le pus ayant dissocié les éléments de la glande
entraîne avec lui les tubes seminifères sous forme de filaments ;
lorsque ces filaments étaient plus nombreux, ils se présentaient à
l'orifice de l'ulcération sous forme de peloton. Dans ces cas, dit
Bertrandi, «il ne faut pas employer les émollients. » La remarque
était juste, car en favorisant la sortie des tubes pelotonnés, on cou-
rait le risque de voir toute la loge glandulaire se vider parce que la
plupart des cloisons étant, dans ces cas, détruites par la suppuration, les tubes poussés par la rétraction de l'albuginée enflammée
ne demandent qu'à s'échapper. Le tubercule sarcoïde dont il
parle n'était autre chose que les bourgeons charnus développés
sur l'ulcération et l'albuginée, ayant pris un développement exa-
géré comme cela se voit sur l'ouverture externe des trajets fistuleux. Cette théorie a été adoptée par A. Cooper. Il y a loin de là
au véritable fongus, tel qu'on la comprend aujourd'hui.

Comme pour donner plus de poids à sa théorie, Bertrandi rapporte une observation, qui, comme nous le démontrerons, ne
prouve pas du tout ce qu'il avance.

Observation empruntée au mémoire de Bertrandi (*Mémoire de l'Acad. de chir.*, in-4, t. III, p. 123).

Un jeune homme qui portait un hydrocèle depuis douze ans, souffrit tellement de l'augmentation de la lésion après un long exercice à cheval dans les montagnes, qu'il accepta volontiers de se soumettre, pour la cure radicale, à l'opération qu'il avait refusée jusque-là (opération par excision).

La troisième nuit après l'opération, le testicule se gonfla beaucoup avec grandes douleurs et une fièvre très-forte, accompagnée de délire. Le chirurgien vint à la pointe du jour et vit que la cause principale des accidents était le testicule tuméfié. Les vaisseaux spermatiques, eux aussi, n'étaient pas peu tuméfiés. Des émissions sanguines répétées, des clystères et les autres antiphlogistiques employés, diminuèrent la douleur et la fièvre, mais ne prévinrent pas, le même jour, la tunique du testicule de se rompre par une fissure très-étendue. (*Nihilo tamen, eâ die, testis tunica rumpebatur, late expansâ fissurâ.*)

Les symptômes s'apaisèrent graduellement, le sommeil revint. Ni suppuration, ni gangrène ne sont excitées (*Nulla excitatur suppuratio, neque gangrena*); les remèdes si judicieusement employés les avaient probablement détournées.

Les jours suivants, on observa une substance provenir de la tunique du testicule, augmenter de plus en plus sans douleur, rougir et se ramollir. (*At sequentibus diebus, prodeuntem e tunicâ didymi substantiam, sine dolore, magis magisque, tumere, rubere et mollescere observatur.*) Le traducteur met : « sortir par l'ouverture du testicule »; déjà on avait songé à la castration si une tumeur trop volumineuse du cordon spermatique n'en avait détourné. Cette substance crût davantage, devint enfin fongueuse, et l'application des cathérétiques avait juste pour effet de faire augmenter la tumeur d'autant plus qu'on cherchait davantage à la détruire. A la fin, par le seul emploi de la poudre de sabine, d'iris et d'aristoloche, elle commença à céder, elle se déprima et prit de la consistance; puis, cachée par les téguments, elle s'unit en se confondant avec eux.

Que signifient ces deux expressions, *testi   unica* et *tunica didymi* ?

L'auteur a-t-il voulu désigner la même mambrane ? Évidemment non ; *testis tunica* est synonyme d'enveloppe scrotale, et *tunica didymi*, d'albuginée. Si on s e reporte ensuite au fait en lui-même, on verra qu'une incision fut faite au scrotum, qu'il survint une violente inflammation trois jours après, que le testicule et ses enveloppes participèrent à cette inflammation, et qu'alors la glande, pressée de toute part, chercha à s'échapper de sa loge. Les enveloppes scrotales, déjà entamées par l'instrument tranchant, et rendues plus friables par l'inflammation, cédèrent aux efforts réunis de la rétraction des tissus et de l'augmentation de volume du testicule, qui s'engagea petit à petit dans la porte de sortie qui uli était offerte ; l'albuginée se recouvre de bourgeons charnus ; d'où l'expression *prodeuntem e tunica didymi*.

S'il en était autrement, comment expliquer la rupture de l'albuginée après 24 heures d'inflammation, phénomène qui ne s'est jamais observé, quelque intense qu'on suppose l'inflammation. N'est-il pas dit dans la description de la tumeur que ce n'est que les jours suivants qu'elle devint rouge, et qu'il n'y eut point de gangrène ?

Il est très-regrettable que cette observation soit aussi incomplète ; aucune description de l'aspect ni du volume de la tumeur ; de sa consistance et de sa sensibilité, il n'en est fait aucune mention.

Malgré sa brièveté, elle se rapporte beaucoup plus à une hernie du testicule qu'à un véritable fongus. Ce qui nous confirme dans cette idée, ce sont les circonstances dans lesquelles s'est montrée la tumeur, c'est sa marche, c'est sa rentrée probable dans la loge scrotale. L'inflammation de la glande explique la dureté du début, et la mollesse qui lui succéda après que l'état inflammatoire fut calmé ; c'est aussi à partir de ce moment que la tumeur commence à s'affaisser.

Après une description aussi succincte, des indications aussi vagues, il est bien difficile de se prononcer d'une manière certaine. Que Bertrandi ait vu des perforations de l'albuginée et des tubes séminifères se présenter à l'ouverture, dans d'autres circonstances, nous sommes loin d'exprimer un doute, sa théorie en est une preuve ; mais évidemment, il faut avoir une grande complaisance pour voir dans son observation un cas de fongus véritable. Nous insistons beaucoup sur ce sujet parce que cette observation a été le point de départ des erreurs qui ont été commises après lui, et le traducteur y a fortement contribué en ajoutant le mot ouverture dans la traduction de la phrase *prodcuntem e tunica didymi....*

En 1768, J.-L. Petit publia quatre observations (1) d'abcès du testicule ou de lésion de l'albuginée, dans lesquelles il montre que les tubes séminifères peuvent sortir et être éliminés en même temps que la suppuration. Voici ses paroles : « Lorsque le corps du testicule est altéré et que la membrane propre qu'on nomme albugineuse est forcée, l'ulcère fournit à chaque pansement une matière grisâtre que l'on prend pour un pus mal digéré ou pour des lambeaux de pourriture, ce qui cependant n'est autre chose que la propre substance du testicule. Or, si on ne connaît point cette particularité, il arrive qu'on vide mal à propos toute la membrane albugineuse, laquelle devient par là le réceptacle du pus qui cause ou entretient la fièvre, et autres accidents qui peuvent causer la mort.

« Je suis tombé dans cette faute, j'en fais part à plusieurs de mes confrères, dans l'espérance de leur faire éviter. »

J.-L. Petit ne fait que reproduire la théorie de Bertrandi, et voici une des observations qu'il apporte à l'appui de cette opinion.

Première Observation empruntée au mémoire de J.-L. Petit.

Un malade à qui j'avais fait une opération sur le corps du testicule était en train de guérison ; les douleurs et la fièvre étaient diminuées, mais il sortait toujours, par l'ouverture du périteste, de cette même substance que je croyais être du pus, quand elle était fluide ; ou une suppuration de quelque eschare, lorsqu'elle avait quelque consistance : m'étant aperçu que quand ces lambeaux résistaient à la séparation, il sortait un peu de sang, je crus qu'il fallait ouvrir davantage pour voir le fond, ce que je fis ; et alors je reconnus que c'était la propre substance du testicule que je tirais, laquelle, n'étant plus composée que de petits vaisseaux, se développait comme un peloton de fil.

______

(1) *Mémoire de l'Académie de chirurgie,* t. IV.

Je cessai de tirer et même d'essuyer ce qui sortait par l'ouverture faite à la membrane ; que je pansai par la suite avec un plumasseau plat ; il ne sortit plus rien de semblable.

La plaie du corps du testicule se mondifia, et les chairs se réunissant, il n'y eut qu'une seule plaie ; le testicule était diminué de plus et eirs d'unt adhérent à la cicatrice, j'avais tiré à chaque pansement sa propre substance, la prenant pour du pus.

En 1788, Swediaur (1) rapporte un fait qui vient bien confirmer la théorie de Bertrand , adoptée et reproduite par J.-L. Petit ; en voici le résumé.

« Un individu fut successivement affecté de tubercules cervicaux, glandulaires, puis pulmonaires, puis testiculaires. Un premier testicule est affecté , il se forme un abcès qui se rompt ; s'écoule spontanément chaque jour par l'ulcère plusieurs fibres comme des fils et la cicatrisation se fait après plusieurs semaines, le testicule se trouvant réduit à un très-petit volume. L'année suivante, même scène se passe dans l'autre testicule, qui se réduisit en trois mois comme le premier, au volume d'une petite noisette. »

Par conséquent la sortie des lobes séminifères est montrée possible dans les abcès tuberculeux du testicule, elle n'est cependant pas une conséquence forcée de l'ouverture de l'albuginée.

Nous arrivons maintenant à des auteurs qui ont bien décrit le fongus du testicule, nous voulons dire la hernie du même organe ; il ne s'agit plus d'abcès testiculaires, mais de véritables tumeurs prises pour les tubes séminifères eux-mêmes sortis en masse de leur loge, et se recouvrant de végétations. La critique ici devient un peu plus difficile, mais nous voulons discuter sans parti pris, cherchant la vérité et la lumière.

Au commencement de ce siècle , la lésion dont nous nous occupons paraît avoir été bien connue à l'hôpital Saint-Barthélemy à Londres, la castration lui était appliquée par James Earle ; il est évident que c'est là que S. Cooper, Lawrence, et peut-être A. Cooper, ont puisé leurs premières notions.

Samuel Cooper (2) décrivit assez longuement une affection par

______

(1) 3ᵉ édit., p. 84, IVᵉ observation.
(2) *Loc. cit.*

ticulière du testicule lorsque cet organe est induré à la suite
d'une inflammation chronique : «Un fongus, dit-il, s'élève de la
substance glandulaire et quelquefois de la surface de la tunique
albuginée. » Il reconnaît que la cause la plus fréquente est un
coup, et la cause principale, un abcès consécutif; il décrit la marche de la lésion presque aussi bien qu'on l'a fait depuis; il conseille l'extirpation du fongus à l'aide du bistouri plutôt que par
tout autre procédé; si tout le testicule est malade, l'extirpation
devient un moyen rationnel. Sa description est assez complète,
et la plupart des choses attribuées à Lawrence, devraient plutôt
être rapportées à S. Cooper.

L'awrence publia un mémoire en 1808 (1) sous ce titre : « Observations sur une affection particulière du testicule, accompagnée par le développement d'un fongus provenant de cet organe.»
Même exposé théorique que celui de S. Cooper, seulement un peu
plus complet. Sa description est semée d'observations dont deux
ont rapport à des fongus ayant successivement occupé les testicules des individus. Ce qui fait le principal mérite du mémoire
de Lawrence, c'est la démonstration incontestable de la présence
des tubes séminifères dans la tumeur. Voici le mécanisme qu'il
indique pour sa formation : il admet que le point de départ
habituel est un coup, ce que ses observations ne démontrent
pas toujours; par suite de la violence, survient de l'inflammation
accompagnée de douleur et de dureté à cause de la résistance de
la tunique albuginée; puis les enveloppes du testicule et du scrotum sont absorbées et le fongus dans lequel on retrouve les tubes
séminifères sort au dehors.

Faisons d'abord remarquer que les tubes séminifères ne doi-
vent pas être seulement trouvés à l'intérieur, mais aussi à sa surface, c'est là le caractère du véritable fongus. Car dans la hernie
du testicule, si on enlève la tumeur qui n'est autre que le testicule revêtu de sa tunique albuginée imperforée, on trouve également des tubes séminifères dans son intérieur. Nous croyons
que Lawrence a constamment confondu la hernie du testicule
avec le fongus, aussi on ne le voit pas faire la distinction que faisait S. Cooper, c'est-à-dire rechercher si les granulations végé

____

(1) *The Edinburgh med. and surg. journal* (numéro de juillet).

taient sur l'enveloppe fibro-séreuse ou bien sur la substance glandulaire elle-même. Nous démontrerons, lorsque nous rapporterons quelques-unes de ses observations, que la plupart des faits qu'il décrit comme étant des fongus n'étaient que des hernies du testicule ; de sorte qu'on peut se demander si toutes ses observations ne sont pas dans ce cas. Malgré le fait de Macarteney, dans lequel le testicule ayant été enlevé, on trouva pour toute lésion de simples granulations sur la surface extérieure de la tunique albuginée ; malgré la remarque de Callisen, malgré la narration qu'il fait lui-même d'un cas dans lequel, suivant son expression, tout le corps du testicule formait une excroissance se projetant au-dessous du niveau du scrotum, et un autre dans lequel le fongus sort recouvert par une substance blanchâtre fibreuse (c'est-à-dire par la tunique albuginée) ; Lawrence, ou ne voit pas la vérité, ou continue à confondre les hernies du testicule avec les fongus.

Comme S. Cooper, il conseille l'extirpation par excision, ce qui permettait d'enlever la glande séminale en laissant l'épididyme.

Après Lawrence vient sir A. Cooper (1). Il est vrai de dire que A. Cooper professait depuis longtemps dans ses cours les idées qu'on trouve dans son ouvrage. Il ne donne plus à cette tumeur le nom de *fongus bénin*, mais celui de *tumeur granuleuse* (granular swelling). Cette dénomination lui fut suggérée par le mode de formation qu'il a observé et décrit. En cela il diffère complétement de Lawrence. Ce dernier avait dit que quand la peau du scrotum s'ulcère pour livrer passage à la tumeur, il ne sort pas de pus, mais un peu de sérosité ; pour A. Cooper, la lésion serait toujours consécutive à un abcès, et il ajoute que les abcès suivis de la formation de tumeur granuleuse ont quelquefois leur siége dans l'épididyme, plus souvent dans le testicule ; Lawrence avait démontré au delà de toute critique que le fongus bénin renferme des tubes séminifères, A. Cooper n'en tient aucun compte, et pour lui la tumeur granuleuse va être due au développement de granulations ordinaires s'élevant de la paroi de l'abcès et devenant exubérantes.

On voit que A. Cooper en était resté à la théorie de Bertrandi.

____

(1) *Observations on the structure and diseases of the testis* (1830).

Lorsqu'il arrive au traitement, il a recours à la castration comme moyen de guérison des tumeurs granuleuses. Dans le bel atlas qui termine son ouvrage, on voit une coupe d'un testicule affecté de tumeur granuleuse. On remarque une continuité intime, sans ligne de démarcation, entre la substance granuleuse et la substance du testicule ; c'est-à-dire que la tumeur granuleuse et le testicule étaient une seule et même chose.

A. Cooper ne pratique par toujours la castration pour les tumeurs granuleuses, il a conseillé un mode de traitement qui, mis en pratique après lui, donna d'excellents résultats au point de vue de la conservation de l'organe hernié et de la rapidité de la guérison. Il consiste à détruire les adhérences établies entre la tumeur et le scrotum, à faire l'abrasion des granulations et à réunir la peau des bourses par-dessus la tumeur ainsi dépouillée en laissant le testicule intact.

Ces deux grands noms entraînèrent à leur suite la plupart des chirurgiens : Brodie, Curling, Syme, Jarjavay, adoptèrent la théorie de Lawrence ; Samuel Cooper et Bransby Cooper, celle de A. Cooper ; ensuite se forma le camp des éclectiques qui adoptèrent les deux.

Brodie, dans ses leçons sur les maladies du testicule, lues à St-George's Hospital, en octobre 1833, et publiées dans le *London medical Gazette* (1), traite aussi du fongus testiculaire. Après l'énumération des causes qui peuvent produire une inflammation chronique du testicule, tels sont les coups, le rhumatisme, la constitution particulière de l'individu, la syphilis, il dit : « Quand il survient une protrusion de fongus sous l'influence d'une de ces causes, on trouve la tunique albuginée altérée et la substance testiculaire projetée en dehors. » Évidemment, ou c'est une naïveté échappée à la plume de Brodie, ou bien il admettait des fongus sans tubes séminifères. Et cependant Brodie ne rapporte pas une observation qui prouve cette lésion de l'albuginée. Ce chirurgien réforme le traitement jusque-là adopté ; il conseille les mercuriaux, proscrit la castration, et entraîne à sa suite la plupart des esprits sages. Ce fut un changement radical dans le traitement du fongus. Brodie laisse ensuite échapper cette ex-

(1) Vol. XIII ; 1834.

pression :« Le fongus, dit-il, ou le testicule (car c'est bien le testicule... »

D'après cela, il est bien difficile d'admettre que la plupart des auteurs anglais n'ont pas confondu le fongus et la hernie du testicule, peut-être même ne connaissaient-ils pas le véritable fongus.

Dans son *Traité des maladies du testicule*, Curling parle du fongus du testicule à propos de l'orchite chronique, de laquelle il serait une des complications; il admet la perforation de l'albuginée, puis adopte complétement la théorie de Lawrence, sauf qu'il ajoute que les tubes séminifères sortent au dehors avec la matière jaune dont la présence contribue à les chasser hors de la tunique albuginée. Dans le traitement, Curling prend vivement, et avec d'excellentes raisons, parti dans la croisade commencée par Brodie, contre la destruction des testicules.

Dans son *Traité pratique des maladies du testicule*, de 1857, Curling admet la possibilité d'un fongus après une orchite aiguë, et c'est dans ces cas qu'on trouve les spermatozoïdes dans le pus qui s'écoule des fistules voisines du fongus. Il veut probablement faire allusion aux abcès du parenchyme glandulaire. Sur un dessin de son ouvrage, on peut suivre l'albuginée recouverte de granulations surtoute la masse de la tumeur. Cependant, pour lui, c'est bien un fongus.

Peu de temps après, Syme, le célèbre chirurgien d'Édimbourg, remet en honneur l'opération conseillée par A. Cooper; du reste, il adopte entièrement la théorie de Lawrence. Il ajoute une anatomie pathologique excellente, complétée par l'examen microscopique fait par Goodsir. La tumeur se décompose en deux parties, une superficielle ou enveloppante, ou corticale jaune, dans laquelle Goodsir trouve les caractères des couches granuleuses de la surface des solutions de continuité; une intérieure brune, dans laquelle il trouve des tubes séminifères.

Est-ce que les bourgeons charnus qui végètent sur la tunique fibro-séreuse d'un testicule exposé à l'air n'ont pas la même composition, la même structure que ceux qui recouvrent les lèvres d'une solution de continuité? du reste, l'albuginée ne peut être exposée à l'air que par un traumatisme quelconque.

Alors Syme, instruit par l'examen microscopique, pense que

ce qu'il y avait de mieux à faire, était de réintégrer la tumeur dans le scrotum par une dissection des téguments, et de l'y maintenir par quelques points de suture.

L'opération était très-rationnelle, les tubes séminifères recouvraient leur protection normale; quant à la substance jaune enveloppante, dès lors qu'elle était de la nature des granulations ordinaires, elle n'était plus un obstacle, peut-être même servait-elle à la réunion; si toutefois elle n'était pas résorbée. Deux cas se présentent ; Syme les opère ainsi et obtient deux belles guérisons en peu de temps. Duncan, d'Édimbourg, Lawrie, de Glascow, et d'autres, opèrent de la même manière, avec le même succès.

C'est en 1849 que M. Jarjavay publia son mémoire sur le fongus. Comme nous l'avons déjà dit dans notre définition, le professeur d'anatomie en fait deux espèces ; en un mot, il adopte la classification de S. Cooper. Il admet que la matière jaune est un produit constant, caractéristique, du fongus testiculaire : il signale et même s'attribue un symptôme qui avait déjà été reconnu avant lui par Serre, de Montpellier, et par d'autres ; nous voulons parler de la douleur énervante que provoque une pression un peu forte sur la tumeur. Nous verrons plus tard que cette douleur est tout à fait physiologique, puisqu'elle a son siége dans le testicule hernié, que dans le véritable fongus elle n'existe pas. Lorsqu'il arrive au traitement, M. Jarjavay passe en revue les divers moyens à employer contre cette lésion ; rejetant l'opération de A. Cooper et de Syme, il donne la préférence à la castration, moyen justement abandonné par la plupart des chirurgiens. Si M. Jarjavay avait lu les observations de guérison presque spontanées, s'il n'avait pas admis que le fongus abandonné à lui-même ne tend qu'à augmenter de volume, il aurait été plus indulgent, du moins nous l'espérons, pour la plupart de ces testicules fongueux qui ne demandent qu'à guérir, nous dirions presque qu'à fonctionner.

En dernier lieu arrive Deville : après avoir lu toutes les observations originales publiées jusqu'alors, après avoir observé les faits qui lui tombaient sous les yeux, et les pièces anatomiques déposées dans les musées de Londres, il publie plusieurs articles (1) dans lesquels il cherche à prouver que tous les cas de tumeurs du testicule pris pour des fongus n'étaient que des hernies de cet organe. Mais si son travail n'entraîna pas les convictions, il resta du moins sans réplique. OEuvre d'un savant judicieux et d'un logicien sévère, nous devons en tenir le plus grand compte. Nous y avons puisé largement pour la rédaction de notre thèse. Sa mort prématurée nous laisse le devoir douloureux de reporter sur sa mémoire nos hommages respectueux.

SYMPTOMATOLOGIE DE LA HERNIE DU TESTICULE.

Fongus des auteurs.

Causes. — En première ligne se place la tuberculisation des organes génitaux. C'est de 22 à 58 ans qu'on l'observe surtout. Le tubercule envahit assez souvent les deux testicules à la fois ou dans une succession rapide. Cependant le principe n'est pas général et il ne faudrait pas lui donner plus de valeur qu'il n'en mérite. Habituellement les tubercules envahissent, en premier lieu, l'épididyme, ensuite le testicule. Il se forme des trajets fistuleux qui tantôt se réunissent pour former une ouverture unique, tantôt restent isolés; c'est par ces fistules dilatées que s'échappe le testicule. Les coups, les contusions, les déchirures, ont été souvent accusés d'avoir produit le fongus. Bien que dans la plupart des cas le traumatisme n'ait été que comme l'étincelle qui tombe sur un tas de poudre, il est évident cependant, comme le prouvent certaines observations de Lawrence, que cette cause mérite d'être prise en considération, derrière elle se trouvait ou le tubercule ou une orchite chronique.

Nous ne ferons qu'indiquer la blennorrhagie qui a été accusée en quatre cas, comme cause médiate.

La syphilis, croyons-nous, ne peut être révoquée en doute; quoique niée par Deville et par Ricord dont l'autorité en pareille matière est d'une si grande valeur, les observations publiées par MM. Serre, de Montpellier, Jarjavay et Rollet, de Lyon

______

(1) *Moniteur des hôpitaux*, 1853.

ne laissent aucun doute. La relation entre les manifestations cutanées et la tumeur fongueuse est si étroite, qu'il nous paraîtrait irrationnel de la rejeter. Puis quand on voit l'iodure de potassium triompher de la tumeur et des accidents cutanés, la présomption se change presque en certitude, surtout après l'excision de la tumeur plusieurs fois répétée sans résultat.

Dans l'observation de M. Serre, le malade avait des gommes ulcérées sur les jambes et des taches cuivrées sur tout le corps ; par conséquent, il est bien permis de penser qu'un produit de même nature s'était formé dans l'épaisseur des enveloppes scrotales, qu'après sa fonte et son ulcération, le testicule s'était engagé dans la solution de continuité et que exposé au contact de l'air et des autres corps étrangers, des granulations ont végété sur son enveloppe.

Les préparations d'or et les cautérisations au nitrate d'argent favorisèrent la rentrée du testicule après l'agrandissement de l'orifice de sortie à l'aide du bistouri.

OBSERVATION empruntée au mémoire de M. Jarjavay.

Un jeune homme de 28 ans, nommé L.... (Ch.), d'une bonne santé habituelle, quoique un peu pâle, entre en 1841 à l'hôpital de Saint-Mâlo pour se faire soigner de chancres et de bubons. Il en sort quinze jours après en voie de guérison.

Quatre ans après sa sortie, ses bourses devinrent volumineuses et furent le siége de douleurs modérées. Aucun traitement ne fut employé. La tuméfaction augmenta, diminua à plusieurs reprises. Il n'y a qu'un an environ qu'une rougeur s'est déclarée, accompagnée d'un grand malaise. Une ouverture se fit spontanément sur les bourses, et il en sortit une eau limpide. Une deuxième, une troisième ouverture s'établirent, qui se confondirent ensemble, et enfin avec la première. Des chairs apparurent, L.... les coupa plusieurs fois avec un rasoir. La section n'était pas bien douloureuse, elle était suivie d'un petit écoulement de sang. Comme la tumeur repoussait toujours, il entra, vers la fin du mois de septembre 1849, à l'hôpital de la Pitié, dans le service de M. Laugier.

L..... avait en outre des ulcérations et des pustules syphiliti-

ques sur le tronc et les membres. En raison de la vérole constitu-
tionnelle dont il était évidemment atteint, 1 gr. d'iodure de potassium lui fut chaque jour prescrit. La tumeur des bourses qui
était granulée, rétrécie vers sa partie moyenne, rougeâtre, fut
recouverte d'un cataplasme, suppura et diminua peu à peu de
volume. Au bout de deux mois, la peau du scrotum put glisser
sur les débris du testicule, et contracta avec eux des adhérences
solides, déprimées, présentant tous les caractères des cicatrices
qui s'établissent entre la peau et les os qui ont été frappés de
carie ou de nécrose.

Ces cicatrices reposent sur un noyau arrondi, dur, sur lequel
la compression ne développe point de douleur ; au-dessus se
trouve un épididyme volumineux, compacte et presque insensible.

Les symptômes de syphilis constutitionnelle ont disparu sous
l'influence du traitement général qui a été suivi. Les seules
différences qui existent entre ces tumeurs par causes trau-
matiques et par causes diathésiques sont les suivantes : dans
ces dernières, la tunique albuginée est presque toujours bourgeonnante au moment où le testicule arrive à l'extérieur, parce
qu'elle se trouvait antérieurement plongée au sein d'un foyer
purulent ou tuberculeux, souvent en contact indirect avec l'air.
L'ouverture n'est en général que suffisante pour laisser passer en
tout ou en partie la glande séminale, souvent même avec un certain effort ; et, aussitôt après la sortie du testicule, elle forme
sans travail préalable un anneau qui embrasse la tumeur au niveau de son pédicule.

La durée moyenne des phénomènes précurseurs de la formation de la hernie est de trois ou quatre mois ; nous entendons par
phénomènes précurseurs les lésions constatées sur l'organe sécréteur du sperme. Dans quelques cas la durée paraît n'être que
de quelques semaines, comme par exemple à la suite d'une inflammation produite par un coup, ou une blennorrhagie.

Parfois, au contraire, les phénomènes antérieurs à la tumeur
ont duré fort longtemps : deux ans dans un cas de B. Cooper.

La lésion est généralement précédée d'un gonflement à marche
lente, et d'une douleur qui augmente graduellement pour s'é-
teindre presque complétement après l'explosion de la tumeur.

L'orifice de sortie s'est fait presque toujours spontanément, une fois par ponction, ce qui n'a pas empêché une seconde ouverture spontanée de se faire à côté de la première, et de se réunir en une seule pour livrer passage au testicule. Dans un autre cas, l'ouverture définitive du scrotum a été le résultat de la réunion de trois ouvertures primitivement existantes. Dans un cas de Lawrence, il y avait trois fistules; le testicule était sorti par l'une d'elles.

Après la rupture du scrotum, tantôt il s'écoule du liquide, tantôt il ne s'en écoule point; ce liquide peut prendre différents caractères, depuis la matière tuberculeuse jusqu'à l'eau limpide; cependant la remarque de Lawrence est généralement vraie, c'est-à-dire qu'il ne s'écoule pas de liquide. Il s'établit des adhérences entre les produits morbides et les tuniques scrotales.

A la fin de ce travail préliminaire le testicule sort; sa sortie se fait quelquefois assez brusquement, puisqu'il est dit, dans quatre observations, que la tumeur se montre parce que le scrotum éclate.

Les parois scrotales s'ouvrent presque toujours à leur partie antérieure, un peu vers le côté, au niveau de la tête de l'épididyme.

On lit dans une observation de Lawrence que la tumeur est blanche, lisse et fibreuse; c'était bien là le testicule recouvert de sa tunique albuginée intacte.

Le testicule sort toujours sans être accompagné de l'épididyme.

Description de la tumeur. — Le volume de la tumeur varie entre celui d'une noix et celui d'un œuf de poule. Lorsqu'elle atteint ce volume, cela tient à la stagnation des liquides, à l'épaisseur de la couche granuleuse, ou à des produits hétérogènes développés dans la glande.

La consistance de la tumeur est celle du testicule, parfois un peu plus résistante lorsqu'il y a une certaine inflammation.

Indolente par elle-même, on peut l'examiner avec la plus grande facilité; la pression modérée n'y détermine aucune impression douloureuse morbide.

M. Jarjavay n'a pas modifié le fait constant que Serre avait déjà d'ailleurs observé, c'est que par une pression un peu forte on détermine cette sensation douloureuse, énervante, normale, que l'on ressent dans un testicule fortement pressé.

Mais l'indolence est telle que les patients, et quelquefois les chirurgiens, ignorant la nature de la lésion, ont pu couper la tumeur par tranches, sans accident et presque sans douleur.

La tunique albuginée se recouvre de granulations qui donnent à la tumeur cet aspect spécial; M. Jarjavay l'a comparé à une mûre, et A. Cooper lui donna la dénomination pittoresque de *granular swelling.*

Arrivée à un certain volume, la tumeur n'augmente plus; ce n'est que dans des cas rares, lorsque le testicule est très-enflammé ou renferme des tubercules ou des produits plastiques en grande abondance, qu'elle atteint le volume d'un œuf de poule.

Les granulations sont généralement petites, d'un rose plus ou moins foncé, ne saignent pas, sécrètent un pus de bonne qualité, et peuvent persister des semaines, des mois, sans travail de destruction ou d'ulcération. Plus elles sont récentes, plus elles sont petites, rares et espacées; plus elles sont anciennes, et plus elles sont abondantes, élevées et rouges; l'albuginée, envahie par la base des granulations, devient tellement vasculaire que ses éléments se dissocient et lui font perdre sa consistance fibreuse.

Souvent la tumeur est granuleuse avant sa sortie. On trouve dans l'atlas d'A. Cooper (pl. ii, fig. 1) une représentation saisissante de ce fait : on y voit le scrotum largement ulcéré, et à travers l'ouverture, prêt à sortir au dehors, on aperçoit le testicule dont la surface extérieure, déjà granulée, est encore incrustée sur quelques points de dépôts tuberculeux en plaques.

Le testicule peut sortir avec sa tunique albuginée, normale, fibreuse et blanche, pour se couvrir ensuite de granulations.

La tumeur extérieure, logée dans le scrotum, est formée par l'épididyme et la partie du testicule non sortie. Le plus souvent l'épididyme, considérablement augmenté de volume, est dur, bosselé, parfois il est englobé dans une masse morbide qui dissimule complétement sa forme.

Le pédicule, bien étudié par Lawrence et M. Jarjavay, est constitué par une sorte d'étranglement siégeant entre l'épididyme et le testicule, et dans lequel la vaginale pénètre pour former un cul-de-sac. Cet étranglement, portant entièrement sur le testicule, forme le pédicule de la tumeur, le trait d'union entre la partie herniée et le reste de l'organe retenue dans la cavité scrotale. C'est autour de ce pédicule que le scrotum s'arrête dans son mouvement de retrait en arrière. Lorsqu'on pratiquait l'excision de la tumeur, au niveau du scrotum, on n'enlevait pas absolument to utle testicule, on laissait le pédicule; à cela près l'excision n'était en réalité qu'une castration.

Le scrotum présente un changement de forme : la base du cône correspond à la symphyse pubienne. L'ouverture scrotale qui embrasse le pédicule ne le serre jamais notablement; cependant sa striction peut être assez étroite pour empêcher la rentrée de l'organe. Les bords de l'anneau sont bientôt à vif, couverts de granulations, tantôt épaissis, durs et résistants, tantôt cicatrisés; l'ouverture ressemble alors au limbe du prépuce.

Dans presque toutes les observations, on décrit une surface convexe; dans un seul cas la tumeur était en forme de gourde. Ainsi convexité et forme ovoïde, voilà les caractères principaux du fongus. A peu près constamment sa surface est granulée, et les dessins qu'on en a faits montrent très-bien ces petites granulations sessiles, aplaties, nullement végétantes.

Suivent quelques observations prises à différentes sources, nous aurions pu en accumuler un grand nombre, mais nous avons préféré choisir les plus remarquables et les plus probantes.

OBSERVATION rapportée par Deville et prise à l'hôpital Saint-Barthélemy, service de M. Lawrence (1852).

Un jeune homme, âgé de 26 ans, bien constitué, bien portant, à poitrine large et saine, ce que j'ai constaté avec précision par la percussion et l'auscultation, était couché dans une des salles destinées aux opérés, portant sur le scrotum une tumeur qui s'était formée suivant la marche habituelle des lésions de ce genre, à ce que me dit M. Lawrence; le scrotum s'était tuméfié, puis la peau s'était détruite sur un point à travers lequel avait passé la tumeur. Sa pancarte portait ce diagnostic : « Protrusion du testiculé, » expression employée par M. Lawrence et par beaucoup d'autres chirurgiens après lui, pour désigner le fongus bénin du testicule. Le cas était incontestable; aussi l'ai-je examiné avec un soin tout particulier.

La tumeur, située, sur le côté externe et antérieur du scrotum du côté droit, avait la forme ovoïde et le volume d'un petit œuf de poule; sa surface sécrétait une quantité considérable de pus de bonne nature, était uniformément convexe, d'un rouge assez vif et couverte de granulations un peu irrégulières; mais plus nombreuses et plus saillantes que dans le cas de M. Morel. Absence complète de douleur, exploration très-aisée. La consistance était uniforme, un peu élastique, assez dure, notablement plus dure que celle du testicule gauche, quoiqu'à cette exception près ce fût une consistance du même ordre. La pression un peu forte déterminerait la même sensation énervante, un peu moins marquée que sur le testicule sain.

En arrière, la tumeur adhérait par une base large, dont le rétrécissement était dû à la conformation même de la tumeur, qui représentait environ, dans sa saillie libre, les deux tiers d'un petit œuf. Autour de cette base ou large pédicule, le scrotum, perforé pour son passage, l'entourait par un anneau à bords rouges et suppurants, que l'on faisait glisser aisément, vu qu'il n'opérait aucune striction. Au delà, le scrotum, naturellement long et pendant, était sain; seulement la bourse du côté droit était de moitié moins volumineuse que celle du côté gauche.

Dans l'intérieur de la bourse du côté droit, on reconnaissait aisément que la base de la tumeur extérieure se continuait, sans aucune ligne de démarcation autre qu'un peu d'augmentation de volume, avec une autre tumeur intérieure, grosse, dure, bosselée, indolente, sauf sous une pression un peu forte, en arrière de laquelle venait se perdre le cordon testiculaire.

La bourse du côté gauche était saine et renfermait un testicule et un épididyme parfaitement sain ; ce testicule gauche était de plus de moitié moins volumineux que la tumeur extérieure droite.

Je demande à M. Lawrence si c'est là son affaire; réponse par un signe affirmatif. Convaincu que la tumeur droite n'est que le testicule hypertrophié, je demande de nouveau à M. Lawrence, s'il ne jugerait pas à propos de faire rentrer le tout dans le scrotum, et M. Lawrence me répond négativement sans hésitation. En effet quelques jours après la castration est opérée.

Trois semaines après la guérison était complète, et la santé du patient, naturellement bonne, devint excellente.

Anatomie pathologique. La pièce est injectée en rouge et dans un liquide conservateur, l'examen n'a été fait que plusieurs jours après l'ablation. Cependant dans son état actuel, on peut constater que c'est bien le testicule qui forme la tumeur extérieure, et que la tumeur intérieure était constituée par l'épididyme assez fortement altéré. Le testicule a bien le double de son volume normal; les granulations extérieures, reposant sur une tunique albuginée, profondément altérée et privée de sa couleur blanche, sont tout à fait superficielles; le tissu est ferme, dur même; mais la dureté peut avoir été augmentée par la présence de la matière à injection; l'organe est divisé en deux par une coupe longitudinale, sur la surface de laquelle on reconnaît très-bien la structure du testicule. L'aspect et la couleur sont identiques à ce qu'on peut voir dans l'ouvrage d'A. Cooper sur le testicule (2e partie, pl. i, fig. 4). Il n'y a aucune trace de la tunique vaginale, ni de son cul-de-sac externe entre le testicule et l'épididyme, de sorte que la séparation extérieure entre les deux organes, correspondant à la partie rétrécie qui, avant la castration, formait le large pédicule de la tumeur, est à peine marquée à l'extérieur. L'épididyme, volumineux et dur, présente, dans l'intérieur du globus major, une tumeur sphérique, du volume d'une petite noisette, formée par de la matière tuberculeuse pure, jaune et solide; un noyau semblable un peu plus petit existe dans le globus minor.

Cette observation prouve bien que la tumeur était formée par la glande séminale recouverte de son enveloppe fibreuse, et que Lawrence confondait les hernies du testicule et les fongus.

En voici une autre, non moins remarquable mais à un autre point de vue.

OBSERVATION de M. Morel-Lavallée, rapportée par M. Deville.

«Dans le courant de l'année 1848, il se présenta dans le service de Gerdy, alors remplacé par M. Morel-Lavallée, un adulte, qui avait eu antérieurement un abcès venu spontanément dans le scrotum; cet abcès avait été ouvert; quelque temps après une tumeur fit irruption au dehors, à travers l'ouverture, et un chirurgien (sans doute prenant cela pour un fongus) jugea à propos d'appliquer une forte ligature à la base de cette tumeur qui était un peu pédiculée; mais la ligature détermina tant de douleur et de tels accidents, que force fut de l'enlever. Depuis lors, la tumeur, que la ligature n'avait pas altérée, avait persisté sans changement; cela durait depuis plusieurs semaines.

«Au moment où j'examinais ce patient, il portait sur le scrotum, du côté droit, une tumeur du volume d'une petite noix, située à la partie antérieure et un peu latérale du scrotum. Cette tumeur avait la forme d'un peu plus qu'un demi-œuf, parfaitement libre et uniformément convexe par sa surface extérieure, adhérente aux bourses par une base manifestement plus rétrécie que la tumeur, quoique encore assez large. Sa couleur était d'un rouge rosé jaunâtre; sa surface, qui sécrétait du pus en assez petite quantité, poussait, comme à regret, de très-petites granulations rosées, un peu irrégulières et globuleuses, assez espacées les unes des autres, ce qui donnait à la tumeur un aspect tout particulier, et bien différent de l'aspect franchement sain d'une surface dénudée qui tend à se cicatriser par granulations. Sa consistance était d'une mollesse un peu élastique, identique à celle d'un testicule à l'état normal. Elle ne faisait éprouver aucune douleur au patient, et pouvait être explorée sans difficulté.

«Ses rapports avec les bourses étaient intéressants. Autour du pédicule, on trouvait d'abord la peau du scrotum qui était perforée par le fait de son passage, et qui l'entourait sans striction, sous forme d'un anneau rouge et suppurant. Plus profondément on sentait une tumeur oblongue, bosselée, dure, dans laquelle venait aboutir le cordon testiculaire, et qui était manifestement l'épididyme; la tumeur s'insérait immédiatement par sa partie rétrécie sur cet épididyme altéré, quoique encore logé dans le scrotum. Entre les deux il n'y avait aucune trace de testicule. Le testicule du côté opposé était bien à sa place.

«En présence de cette lésion, j'avoue que je n'hésitai pas. Il est vrai que je n'avais pas bien présent à la mémoire ce qui avait été écrit sur les soi-disant fongus du testicule, et que mon esprit n'était pas par conséquent troublé par une opinion préconçue. Je pris les choses telles qu'elles étaient, et déclarai que la tumeur n'était autre chose que le testicule ayant fait une irruption brusque à l'extérieur, comme le disait si bien le malade ; le mauvais aspect granulé de la surface s'expliquait par la difficulté que devaient naturellement éprouver des granulations à pousser sur un terrain aussi peu favorable ; le rétrécissement de la base s'expliquait par le rétrécissement normal qui existe entre le testicule et l'épididyme, et avait dû être augmenté par la malencontreuse ligature. Le cas me parut curieux, mais simple. Comme traitement, je pensai qu'il serait bon de débrider l'ouverture scrotale, de disséquer la peau de chaque côté, et de réunir par-dessus le testicule, conformément à ce que j'avais lu, pour des cas à peu près analogues.

«Mon opinion, qui parut assez bizarre, fit cependant grande impression sur M. Morel-Lavallée, qui était d'avis, avec M. Velpeau et plusieurs autres chirurgiens, d'opérer la castration. Mon opinion fut écartée et la castration opérée.

«C'était bien le testicule lui-même.

«Cette observation est remarquable, car un fait aussi simple, aussi matériel que l'était celui-là, de la sortie d'un testicule, formant tumeur à l'extérieur, a été complétement méconnu et repoussé par les chirurgiens les plus expérimentés, par suite évidemment d'idées préconçues puisées dans la lecture des travaux publiés sur la question : exemple, entre tant d'autres, de la facilité avec laquelle des vérités nouvelles réussissent à pénétrer dans des esprits prévenus. »

On voit dans les observations 4, 5 et 9 de Lawrence, que la tumeur n'était nullement granulée.

Dans la 4ᵉ observation, on fit une ponction pour donner issue à du liquide. Quelques jours après, une matière blanche fibreuse s'échappe brusquement à travers l'ouverture. Une autre ouverture se forme, à un quart de pouce de la première, par ulcération, et quand les deux n'en ont plus formé qu'une par leur réunion, la tumeur s'agrandit jusqu'au volume d'une noix.

Le fongus est enlevé par excision, sans douleur, au niveau du sacrum; la tumeur, examinée attentivement, présente exactement l'apparence des tubes entortillés, tels qu'on les trouve dans les préparations de cet organe.

On est obligé de répéter la même opération; après quoi, les bords granulés du scrotum, étant rapprochés, se sont cicatrisés.

Dans la 9e observation du même auteur, il est dit que la tumeur éclata à travers la peau, fut d'abord très-douloureuse et devint le siége d'hémorrhagie. L'excroissance était parfaitement lisse et sans aucune apparence de granulation.

La cautérisation au nitrate d'argent fut sans résultat. Alors des tranches furent enlevées à la surface avec le bistouri, et cette opération fut accompagnée d'hémorrhagie et non de douleur. On en vint à la ligature, moyen très-douloureux et difficilement supporté par le patient.

Avec ces faits et celui de Macarteney, dans lequel le testicule était sain, les fongosités provenaient de la tunique albuginée; il est difficile de comprendre comment Lawrence n'a pas vu que le fongus bénin n'était qu'une simple hernie du testicule, et non une protrusion des tubes séminifères à travers une ouverture de la tunique albuginée. On ne peut expliquer cette erreur que par la synonymie de ces deux expressions, dans l'esprit de Lawrence, hernie du testicule et fongus bénin.

La rougeur a été un peu négligée dans la plupart des observations. M. Jarjavay seul a insisté sur ce symptôme. Dans les premiers temps, comme dans le cas dessiné par A. Cooper, et dans deux ou trois autres, la surface de la tumeur est d'un blanc crétacé; c'est de la matière tuberculeuse en voie d'élimination.

Le testicule, en sortant du scrotum, est enveloppé par la tunique albuginée intacte ou recouverte de granulations; cependant, lorsque la lésion se produit à la suite d'un abcès du testicule, son enveloppe fibreuse peut présenter une solution de continuité; mais le plus souvent, lorsqu'elle existe, elle a été faite ou par le malade ou par le médecin. C'est une complication regrettable, au point de vue de l'organe qui peut disparaître en suppuration, ou être envahi par la matière plastique et par le bourgeonnement qui se fait sur la surface de section.

Marche et conséquence. — Après avoir noté la marche et le peu de gravité de la lésion, Lawrence avait déjà déclaré, sans le prouver, que la tumeur pouvait guérir spontanément. Ceci semblerait indiquer qu'avant la publication du mémoire de Lawrence, on avait observé quelques cas de guérison spontanée, et que la possibilité du fait était admise à l'hôpital Saint-Barthélemy.

Mais voici que Brodie et plusieurs autres repoussent les opérations chirurgicales, et mettent toute leur confiance dans le mercure à l'intérieur et les styptiques en applications locales. Que pouvait faire le mercure à l'intérieur contre une lésion toute mécanique? En tout cas, la tumeur guérissait. Puis B. Cooper vient signaler des succès constants. A l'appui, il cite deux ou trois observations dans lesquelles on retrouve cette polypharmacie, qui est un vice de presque toute la médecine et la chirurgie anglaise, pour prouver l'efficacité de son mode de traitement; Lawrence guérit aussi des fongus par les applications styptiques.

La tumeur s'affaisse jusqu'au niveau des bords de l'ouverture, et se trouve, après guérison, entièrement renfermée dans le scrotum.

Par quel mécanisme s'effectue cette retraite? Comment la force qui avait d'abord chassé l'organe hors de ses enveloppes change-t-elle de direction pour le rappeler dans sa loge? Ce double effet doit être attribué à la puissance rétractile du scrotum. Nous savons qu'un des premiers effets de l'inflammation des tuniques scrotales est la rétraction, l'application immédiate de ces mêmes tuniques sur l'organe sécréteur du sperme; que, par une cause quelconque une solution de continuité se fasse au scrotum, cette force de rétraction aura pour effet de pousser le testicule vers l'ouverture, de le forcer à s'y engager, en tout ou en partie, selon le diamètre de l'orifice de sortie, et de le maintenir en dehors. L'inflammation calmée, la puissance de rétraction est très-faible, et si le testicule était tuméfié au moment de sa sortie, et si la médication employée a eu pour effet de le faire diminuer de volume, il rentre dans sa cavité, pourvu que des adhérences solides ne l'unissent pas aux lèvres de l'ouverture.

Voilà comment on peut expliquer l'action des styptiques en applications locales sur le testicule : ils le ramènent à son volume normal. En tout cas, on aide intelligemment la nature, en débridant l'anneau, en rompant les adhérences et en réintégrant le testicule dans la cavité vaginale.

Lorsque, par suite de la négligence du patient, la lésion persiste, entraîne-t-elle par elle-même des conséquences bien fàcheuses ? Les observations sont muettes sur ce point, si ce n'est les tiraillements, les douleurs de reins, signalés par Lawrence et M. Jarjavay ; à part ces inconvénients, le fongus n'entraîne ni infirmité, ni perte de santé ; cependant, dans un cas de M. Jarjavay, les phénomènes ont été en s'aggravant, jusqu'au point de forcer le malade à suspendre tout travail.

La lésion peut prendre successivement les deux testicules ; le fait le plus remarquable que nous avons trouvé est celui de Duncan, dans lequel l'opération par autoplastie fut couronnée d'un plein succès, et même la puissance virile fut recouvrée après la guérison.

OBSERVATION empruntée au *Lond. and Edimb. monthly journal*, 1845, p. 537 ;
par Duncan.

A. S....., âgé de 28 ans, est admis à l'infirmerie royale d'Édimbourg, le 30 mars, avec un fongus du testicule gauche ; la portion sortie est du volume d'une grosse noix, et paraît comprendre la plus grande partie, si ce n'est la totalité du testicule. Le fongus a tous les caractères décrits par M. Lawrence.

La maladie a commencé il y a quatre mois. Le testicule devint douloureux et augmenta au point d'acquérir le volume du poing ; les téguments devinrent adhérents et s'ouvrirent au bout de deux mois environ ; il y eut un petit écoulement purulent. La protrusion fongoïde pour laquelle il est admis se forma alors, et depuis ce moment la douleur diminua beaucoup. De petites parties bourbeuses ont été parfois détachées du fongus.

Le testicule droit avait été malade antérieurement et il n'en reste plus de trace.

Opération facile par le procédé de M. Syme. Il survient un peu d'œdème inflammatoire qui cède rapidement sous l'influence des ponctions des téguments et des fomentations.

Le troisième jour, les fils sont coupés, et les parties soutenues par des bandelettes. Il n'y a qu'une réunion partielle par première intention, mais pas de tendance à la sortie de protrusion. Le 10 mai, l'opéré sort parfaitement guéri depuis quelque temps.

L'individu dit avoir autant de désirs vénériens que deux ans avant toute lésion des deux testicules. D'après une communication faite par lui, M. Duncan est assez incliné à croire que ses pouvoirs civils ont en effet été constatés.

Cinquième observation de Lawrence. — *Fongus double*.

William M....., 23 ans, est admis à l'hôpital Saint-Barthélemy, en juillet 1862. Une grande dureté du testicule droit survint il y a six mois environ, pendant qu'il était à la mer. Quatre mois après la peau s'ulcéra, la douleur disparut, et une excroissance dure, insensible, se projeta au delà de la surface du scrotum. La patient l'enleva en la coupant graduellement, et les parties se cicatrisèrent en laissant une large cicatrice qui indique le lieu où siégeait la lésion. Le cordon spermatique, qui est sain, peut être suivi par en bas jusqu'à un noyau de volume environ de la dernière phalange du petit doigt, et fermement uni à la cicatrice.

Un mois environ après cette attaque dans le testicule droit, le testicule gauche fut attaqué de la même façon, et la marche de la lésion fut, à peu de chose près, la même, excepté qu'aucune partie du fongus ne fut enlevée par le patient.

A l'examen, on trouve que le cordon spermatique gauche, parfaitement sain, se termine dans un noyau dur duquel s'échappe à travers la peau une masse fongueuse, ferme, environ du volume d'une noix, d'une couleur blanchâtre à l'extérieur, et insensible au toucher. Ultérieurement, la couleur change sous l'application d'un cataplasme ordinaire, en une teinte d'un rouge pâle, et la surface prend une apparence granuleuse. Le liquide sécrété est très-peu abondant.

Au bout de quelque temps, la partie projetée est détruite par des applications répétées de nitrate d'argent, une cicatrice se

3

forme, et l'individu est renvoyé parfaitement guéri. Dès que la peau fut ulcérée, le patient ne souffrit plus. Il avait perdu tout désir vénérien, du moment que le testicule gauche commença à se gonfler.

Il est regrettable que cette observation ne soit pas plus détaillée, car on ne dit pas si le malade guérit en conservant son testicule, et cela étant, s'il a recouvré les désirs vénériens après sa sortie de l'hôpital. Ces renseignements auraient été cependant d'une très-grande valeur au point de vue de l'ablation et de la destruction des testicules fongueux.

Nous ferons remarquer que la tumeur était du volume d'une noix, qu'elle était blanchâtre et insensible au toucher, et qu'ensuite elle devint granuleuse après l'application d'un cataplasme. C'est bien là le mécanisme, le développement et la marche des hernies testiculaires ; seulement dans la plupart des cas, les bourgeons charnus ont déjà envahi sa surface au moment de leur apparition. C'est là une des principales causes qui les font méconnaître.

Il y a dans cette observation deux expressions qui paraissent contradictoires : on rapporte que le cordon spermatique se termine dans un noyau dur, duquel s'échappe à travers la peau une masse fongueuse d'une couleur blanchâtre et ferme ; puis on ajoute que sous l'application d'un cataplasme, la couleur change, et la surface prend une apparence granuleuse. Or, l'œil peut-il voir, l'oreille peut-elle entendre l'expression *masse fongueuse*, sans qu'immédiatement l'imagination fasse voir une tumeur rouge, ou violacée, très-vasculaire, couverte de granulations plus ou moins développées, et si cette tumeur est blanche et sans granulation, peut-on sans donner une très-fausse idée de son aspect et sans porter atteinte à la clarté du langage, la dénommer *masse fongueuse* ? Évidemment, s'il y avait eu des granulations au moment de sa formation, le cataplasme ne les aurait pas fait poindre ultérieurement.

Anatomie pathologique.

L'honneur d'avoir constaté, le premier, la présence des tubes séminifères au milieu de la tumeur extérieure, revient à Lawrence.

Sans doute, Callisen avait déjà prévu toute la vérité, confirmée par le fait de Macarteney, lorsqu'il dit que des granulations développées sur la surface extérieure de la tunique albuginée donnaient au testicule l'apparence de ce qu'on appelait alors lipome, et en avait signalé la bénignité ; le fait pour devenir incontestabl* n'attendait plus que la sanction de l'anatomie.

Nous allons donner l'anatomie pathologique de M. Jarjavay, complétée par l'examen microscopique de M. Robin, le caractère de ces deux hommes nous offrant plus de garanties.

Une coupe faite sur un fongus présente l'aspect d'une masse jaunâtre, compacte, sillonnée par des vaisseaux. Ce qui lui donne cette coloration, c'est la présence constante d'une substance jaune particulière qui a déjà été signalée par A. Cooper, Brodie, Curling, comme étant un produit de l'orchite chronique. Les vaisseaux séminifères se trouvent aussi en plus ou moins grand nombre dans cette masse morbide qui renferme en outre des artères, des veines et les tissus cellulaire et fibro-plastique.

La matière jaune est homogène, non organisée, dense, et parsemée de granulations moléculaires ; elle est infiltrée dans toute l'étendue de la tumeur, mais plus abondante dans certaines parties que dans d'autres. Dans la couche corticale, la matière jaune est interposée aux fibres de tissu cellulaire et à l'élément fibroplastique qu'elle enveloppe et réunit d'une manière intime, à tel point qu'il est difficile de les isoler.

Les canalicules séminifères sont réunis entre eux et oblitérés par cette substance. Cette matière est la même que celle qui s'épanche dans l'interstice des fibres des tissus mous, des parenchymes principalement, alors qu'ils ont été le siége d'une inflammation chronique.

La présence des vaisseaux spermatiques dans le fongus a été démontrée par la macération. On ne voit point de conduit spermatique dans la couche corticale, où abondent au contraire les capillaires. Quant aux artères et aux veines, elles sont très-volumineuses et s'irradient de l'intérieur du testicule vers la périphérie.

La tunique albuginée ne présente aucune altération dans la partie qui correspond à la portion saine du testicule ; mais vers le pédicule, elle commence à s'épaissir considérablement, se renverse en dehors comme pour permettre l'irruption du parenchyme glandulaire, et se perd insensiblement par une solution de continuité. De sa face profonde partent des prolongements fibreux, sorte de lames hypertrophiées qui accompagnent les vaisseaux. Les deux feuillets de la séreuse, ainsi que les autres enveloppes, sont unis par des adhérences molles et filamenteuses.

M. Jarjavay a-t-il prouvé dans son anatomie pathologique qu'il avait examiné des véritables fongus ou bien simplement des hernies du testicule? Nous allons reprendre les points saillants, et nous tâcherons de démontrer que les lésions observées par M. Jarjavay appartenaient aux hernies du testicule plutôt qu'au fongus.

D'abord, quelle est la structure de la couche corticale? Ni plus ni moins la structure des bourgeons charnus déjà anciens. En effet, la pièce qui a permis à M. Jarjavay de faire son anatomie pathologique était un vieux fongus qui avait plusieurs mois d'existence.

Mais il nous semble que si le fongus est formé par la masse des canaux spermatiques échappés de leur enveloppe fibreuse, on devrait également trouver des tubes séminifères à la surface de la tumeur, puisqu'elle n'est constituée que par eux. Je sais bien qu'on nous répondra qu'on est arrivé trop tard, que la masse était recouverte de bourgeons charnus qui envelappaient la tumeur et masquaient la substance glandulaire. Si la base des bourgeons charnus absorbe les tubes séminifères, en supposant que la tumeur est constituée par eux seulement, est-ce qu'elle ne pourrait pas absorber l'albuginée dans la hernie du testicule, lorsque l'organe est soumis depuis longtemps à l'action irritante des corps étrangers?

C'est là qu'est le nœud de la question; c'est vers la tunique albuginée que nous devons concentrer toute notre attention. Reprenons les propres paroles de M. Jarjavay : « La tunique albuginée ne présente aucune altération dans la partie qui correspond à la portion saine du testicule. » Ce qui revient à dire que la tunique albuginée, recouvrant la partie de la glande qui n'est pas sortie de la cavité vaginale, n'est pas altérée. Cela devrait être; le contraire nous aurait étonné. « Mais, vers le pédicule, elle ommence à s'épaissir considérablement, se renverse en dehors

comme pour permettre l'irruption du parenchyme glandulaire,
et se perd insensiblement par une solution de continuité. »

Que vers le pédicule, l'albuginée soit augmentée d'épaisseur,
rien que de très-normal; mais qu'une tunique fibreuse épaisse,
dense soit rompue par une cause quelconque, on ne peut pas supposer la formation du fongus parenchymateux de M. Jarjavay
sans cette rupture, et que les lèvres de la solution de continuité
se renversent, s'étalent sur la tumeur qui sort de sa cavité, et
se perdent insensiblement sur sa surface; ceci paraît plus extra-
ordinaire. Lorsqu'on fait une incision avec un instrument tranchant dans la continuité d'un tissu fibreux, presque immédiatement, les lèvres s'écartent et forment un anneau dur et résistant,
et pour les besoins de la cause du fongus, l'albuginée oublierait
les propriétés qui lui ont été assignées par la nature pour s'étaler sur la substance glandulaire? Qu'on pratique une ouverture
sur un testicule, et on verra une petite masse de vaisseaux spermatiques s'échapper entre les bords de l'incision, ceux-ci étran-
glent la petite tumeur, loin de s'étaler sur elle et de se perdre
insensiblement sur sa surface.

Il est bien plus simple d'admettre que le testicule sort recouvert de son albuginée, que des granulations se développent après
sa sortie, si elles ne l'étaient pas déjà avant, et après un temps
plus ou moins long, la tunique fibreuse disparaît entièrement
dans la base des bourgeons charnus qui forment alors une nouvelle enveloppe. Cette résorption de la tunique fibro-séreuse s'explique par le grand nombre de vaisseaux sanguins qui la traver-
sent pour aller se rendre aux bourgeons charnus.

M. Jarjavay dit encore que les cloisons qui divisent la glande
séminale en plusieurs loges étaient hypertrophiés.

La substance glandulaire n'a pu s'échapper de sa loge, s'étaler
en champignon, qu'à la faveur d'une destruction de ces lames fibreuses partant de l'albuginée; mais, puisqu'il les a trouvées hypertrophiées, ayant pour ainsi dire un surcroît de vie, elles ne
pouvaient pas être détruites, et si elles n'étaient pas détruites, les
tubes séminifères n'ont pu s'échapper. Donc, il paraît impossible que cette anatomie pathologique puisse s'appliquer au véritable fongus.

Nous ne pouvons abandonner ce sujet sans dire quelques mots

de la matière jaune. Comme l'a très-bien démontré Syme et Curling, c'est un produit d'une inflammation chronique. Le testicule
affecté de fongus enlevé par M. Jarjavay était tout simplement un
testicule hernié affecté d'orchite chronique, il est probable que
cette lésion primitive avait été la cause de l'autre plus grave qui
nécessita son ablation. Il ne faut pas s'attendre cependant à trouver constamment ce produit dans les testicules. La matière jaune
peut être remplacée par des tubercules, et même ces deux produits morbides peuvent manquer. Loin de favoriser la formation
du véritable fongus, la matière jaune ou la matière tubercule, en
réunissant en masse les vaisseaux séminifères, en les englobant,
les met dans l'impossibilité de sortir, à moins d'une solution de
continuité étendue à tout un diamètre de la glande.

On ne s'était probablement jamais demandé comment la substance glandulaire saine ou imprégnée de produits morbides
avait pu se dégager des cloisons fibreuses qui la subdivisent en
pyramides, et, plus encore, comment ces cloisons, dépendances
et prolongements intimes de la tunique albuginée, avaient pu se
dégager de cette tunique pour accompagner la substance glandulaire.

L'anatomie pathologique peut se résumer ainsi qu'il suit : on
trouve en premier lieu le fongus qui n'est autre que le testicule
échappé de la cavité vaginale, au centre la substance testiculaire
saine ou imprégnée de quelques produits plastiques ou tuberculeux ; à l'extérieur, la tunique albuginée blanche ou plus ou moins
altérée ou même absorbée par la base des granulations ; dans les
organes voisins, en particulier dans l'épididyme, souvent des dépôts tuberculeux. Le pédicule a la même structure que la tumeur
elle-même, puiqu'il est formé par le testicule.

Nous avions besoin d'entrer dans tous ces détails pour prouver
que les auteurs qui ont écrit sur ce sujet ont constamment confondu la hernie du testicule avec le fongus, ou plutôt n'ont décrit que la hernie du testicule sous le nom de *fongus*. Est-ce à dire
pour cela que le véritable fongus, comme on le comprend aujour-
d'hui, n'existe pas ? Nous allons maintenant démontrer que le
véritable fongus n'existe pas seulement de nom, mais constitue
une affection chirurgicale qui a comme toutes les autres ses
symptômes et ses indications. Mais, avant de commencer sa des-

cription, une question incidente, que nous allons résoudre par des faits, se présente tout d'abord.

La substance glandulaire du testicule a-t-elle de la tendance à s'étaler au dehors après une perforation quelconque de sa tunique albuginée ?

Pendant le cours de nos études médicales, nous avions eu l'occasion de voir, dans les divers services de chirurgie, quelques cas de blessures de la glande séminale. Nous avions remarqué, et tout le monde a pu le faire comme nous, qu'après la rupture de la tunique fibro-séreuse du testicule, quelques tubes séminifères, pelotonnés en petites masses, s'engageaient entre les lèvres de la plaie, et que si on ne soumettait ces tubes à aucune traction, la nature réparait la perte de substance sans donner lieu à ces masses fongueuses qui font l'objet de ce travail. La chose paraissait très-simple puisque les vaisseaux séminifères sont renfermés dans des loges fibreuses, indépendantes les unes des autres, et que leur épanouissement en masse à l'extérieur devait être nécessairement précédé de la rupture de ces loges ; condition assez difficile à remplir. Aussi, en lisant les observations des prétendus fongus, publiées par les auteurs, avons-nous dû nous pénétrer de tous les détails, rechercher les plus petites circonstances pour découvrir la vérité. Maintenant nous allons établir par des faits nombreux et probants le peu de tendance qu'ont les tubes séminifères à sortir de la cavité de la tunique albuginée.

Observation du Dr Gaston de Saint-Ybar (Ariége) ; *Annales de la Société de médecine de Montpellier*, 1806, t. VII, p. 434.

Un homme de 70 ans, ayant son pied engagé dans le licou d'un âne qui se mit à courir au galop, fut traîné dans l'espace de trois cents pas, sur un terrain inégal et caillouteux ; par suite de frottements violents sur des pierres anguleuses, il reçut de nombreuses blessures, dont une lui déchira transversalement la partie droite du scrotum dans l'étendue de près de quatre travers de doigt. Le testicule de ce côté sortit, ainsi que le cordon spermatique, qui fut tellement tiraillé dans cette course rapide, qu'il s'étendait, en passant entre les fesses, jusqu'à la région sacrée, et

quand on le laissait tomber en ligne droite jusqu'au tiers, infé-
rieur de la cuisse.

M. le Dr Gaston constata que le testicule droit pendait seul à
l'extérieur, dépouillé des tuniques vaginale et érythroïde restées
dans le scrotum ; sa surface était parsemée de petits graviers qui
pénétraient la tunique albuginée, divisée suivant sa largeur,
parallèlement à la plaie du scrotum, par une déchirure pénétrant
bien profondément dans la substance de l'organe. L'épididyme
était froissé et arraché du testicule à son extrémité supérieure.
La plaie du scrotum, située à sa partie inférieure droite, était
transversale dans l'étendue de quatre travers de doigt et coupée
à angle droit par une seconde déchirure. L'intérieur du scrotum était rempli de petits morceaux de pierre et autres corps
étrangers.

Le tout étant bien nettoyé, le testicule est remis en place et
maintenu par des plumasseaux de charpie arrosés de décoction
émolliente.

Guérison complète au bout de trente-cinq jours, après suppuration, sans accidents graves, autres qu'un gonflement énorme
du cordon, survenu dès les premiers jours, et un gonflement
considérable du testicule.

Le cordon spermatique resta un peu plus volumimineux qu'il
ne l'est normalement. Le testicule garda le double de sa grosseur ordinaire et resta adhérent dans toute sa circonférence avec
le scrotum ; il se conserva dans sa totalité, et la cicatrice de la
dirchéure du scrotum se fit à ses dépens, ce qui est resté facile à
connaître, car le testicule s'y présentait à nu, et sous un aspect
blanchâtre, luisant et très-lisse.

Il serait difficile, à moins d'arriver à la destruction complète
de l'organe testiculaire, de supposer une complication plus
grande. Cette observation ne suffirait-elle pas à elle seule pour
prouver physiologiquement que les plaies des testicules avec perforation considérable de la tunique albuginée, suivies d'inflammation, ne suffisent pas pour produire la protrusion testiculaire,
le fongus véritable ?

En voici une autre non moins remarquable.

Observation IV du mémoire de J.-L. Petit.

Un cavalier reçut un coup de pied de cheval sur le scrotum ; en six heures, la partie devint noire et grosse comme la tête. On ouvrit le scrotum des deux côtés, il en sortit quantité de sang coagulé, et il en resta beaucoup d'infiltré. Les testicules, à la levée du premier appareil, parurent être considérablement gonflés ; les ayant examinés, j'aperçus une fluctuation que je jugeai être causée par un fluide épanché dans le périteste, et comme cette membrane était brune, je ne doutais pas qu'il n'y eût du sang.

J'ouvris des deux côtés, et dans toute l'étendue du périteste : l en sortit beaucoup de sanie et quelques caillots de sang ; les testicules n'étaient pas considérablement gonflés ni douloureux ; ce ne fut qu'à la levée de ce second appareil qu'ils parurent beaucoup plus gros, très-sensibles et d'une couleur brune, ce qui d'abord me fit craindre la mortification ; mais, ayant fait réflexion que cette couleur accompagne toujours les contusions, je regardais le tout comme une ecchymose. En conséquence, je fis une incision de 8 à 10 lignes de long à chaque testicule, coupant la tunique albuginée, jusqu'à la substance du testicule ; il sortit beaucoup de sanie ; la couleur fut sur-le-champ moins noire, et encore moins le lendemain. si bien qu'elle se dissipa, hors deux points grands comme l'ongle, qui tombaient en pourriture.

Cette pourriture n'eut point de suite, parce que profitant des fautes passées, je ne tirai point les filets spermatiques.

Nous pourrions multiplier les faits de ce genre. Nous terminerons ces preuves en rapportant un passage de Vidal, de Cassis (1) : « J'ai pratiqué 400 fois le débridement de la tunique albuginée, sans aucun inconvénient et toujours avec avantage pour le malade ; j'ai obtenu une cessation prompte des douleurs dans presque tous les cas, et j'ai arrêté la tendance à la suppuration. »

Que de fois le testicule a été blessé par un trois-quarts, un bistouri ou une lancette, et jamais il n'en est résulté un fongus.

Il est vrai qu'à un si grand nombre de faits, M. Jarjavay oppose

____

(1) *Traité des maladies vénériennes,* 1re édit., p. 76.

4 ou 5 expériences faites sur des chiens, à la description desquelles il consacre six ou sept lignes. C'est peu, lorsqu'on veut détruire une opinion généralement admise, lorsqu'on veut forcer des convictions. Nous ne savons pas comment ont été faites les expériences de M. Jarjavay; mais, si nous en jugeons d'après ses propres paroles, l'ouverture pratiquée à l'albuginée devait être bien petite, puisqu'il repoussait les tubes séminifères herniés avec l'extrémité d'un stylet.

Que peuvent prouver ces quelques expériences faites sur des animaux, contre tant d'expériences faites accidentellement ou chirurgicalement sur l'homme lui-même, lorsqu'il s'agit de ce dernier? Évidemment, elles n'ont aucune valeur, et nous restons convaincu que la substance glandulaire du testicule n'a aucune tendance à s'échapper de la loge de la tunique albuginée, même lorsque le testicule est enflammé. C'est la conclusion rigoureuse des faits que nous venons d'exposer.

Maintenant, nous allons aborder la description du fongus bénin véritable, celui qui est formé par la masse des tubes séminifères épanouis à l'extérieur en forme de champignon.

Jusqu'ici nous ne nous sommes occupé que de la hernie du testicule; nous avons démontré que si les auteurs qui ont traité de cette lésion connaissaient le véritable fongus, leurs observations, leur description, leur anatomie pathologique nous permettent d'en douter. L'erreur est bien permise, lorsqu'on n'assiste pas à la formation de la tumeur, car c'est au début que la dissemblance est le plus marquée. Nous verrons cependant que même à la période de déclin, la différence sera encore assez sensible. Nous ne regrettons qu'une chose, c'est que malgré nos recherches, nous ne puissions nous appuyer que sur une seule observation pour établir l'existence du véritable fongus, pour décrire les symptômes qui le séparent de la hernie du testicule, et pour tracer la règle de conduite du chirurgien en présence de cette affection. Nous ne pouvons mieux faire que de la reproduire *in extenso* :

Le 4 mai 1863, est entré dans le service de M. Desormeaux, dont nous étions alors l'interne, le nommé Esmond (Alexandre),

âgé de 19 ans, charretier, né à Paris. Il a toutes les apparences d'un tempérament lymphatique : chairs molles, couleurs
pâles, cheveux blonds. Pendant sa jeunesse, il eut une blépha-
rite de longue duré. Privé dès son enfance de la vie de famille, il
ne peut donner aucun renseignement sur ses parents.

Il y a trois ans, étant chez un cultivateur de la Beauce, il fut
atteint de deux pustules malignes simultanément, l'une au sour-
cil, l'autre à la tempe droite ; la cautérisation avec le sublimé en
eut promptement justice. Six mois avant son entrée, ce jeune
homme contracta une blennorrhagie très-légère qui présenta
pour symptômes un état continuel d'érection avec exacerbation
le soir, une cuisson très-modérée au moment de la miction, et
un écoulement à peine sensible. Tout avait disparu au bout de
huit jours, sans aucun traitement local ni général, sans aucun
retentissement sur les ganglions de l'aine, la vessie et le testicule.
le malade, intelligent, oppose les dénégations les plus formelles
aux questions qui lui sont faites au sujet de l'extension de la maladie à ces différents organes. Son corps est vierge de trace de syphilis congénitale ou acquise. Depuis cinq ans, il était affecté
d'une hernie crurale droite, maintenue réduite par un bandage
qu'il portait plus ou moins de temps, selon les exigences de ses
occupations. Ce moyen de contention était négligé depuis quatre
mois, durant lesquels sa hernie sortit à plusieurs reprises, et
chaque fois le malade avait obtenu sa réduction assez facilement,
réduction incomplète, à coup sûr, puisqu'il restait toujours une
petite tumeur. Trois jours avant sa réception, sa hernie reparut ;
mais cette fois toutes ses tentatives furent inutiles ; il passa la
nuit en vains efforts, elle résista à toutes ses manœuvres. Le lit
fut gardé, la diète observée ; les boissons étaient rendues presque
immédiatement. Le second jour arrivèrent les vomissements ver-
dâtres, sans odeur caractéristique. Ennuyé de cet état, il sollicita,
le troisième jour, son admission à l'hôpital. Le taxis est tenté
inutilement pendant cinq minutes. Alors le chloroforme est ad-
ministré. M. Desormeaux fait une incision en T, arrive bientôt
sur le sac, l'isole, cherche le lien constricteur ; la forme de la
hernie et l'exploration au moyen du doigt indiquèrent l'anneau
crural. Comme l'étranglement ne datait que de trois jours, le
bistouri boutonné fut porté en haut et en dedans pour opérer un

large débridement sans ouvrir le sac. Ensuite, saisissant le sac avec ses doigts, il fit des pressions de dehors en dedans, selon la direction du canal, et l'intestin rentra. Le sac fut à son tour repoussé dans la cavité abdominale et maintenu réduit au moyen d'une boulette de charpie introduite dans la plaie. Les suites immédiates de l'opération furent très-simples : une fièvre modérée, un léger ballonnement du ventre dont triomphèrent les frictions mercurielles, et les cataplasmes laudanisés, furent les seuls symptômes réactionnaires.

La plaie marchait régulièrement vers la guérison : quelques cautérisations au nitrate d'argent suffirent pour réprimer l'exubérance des bourgeons charnus. La suppuration était de bonne nature, mais variable dans sa quantité d'un jour à l'autre. Il s'était formé un petit clapier par la cicatrisation prématurée de l'incision verticale. A la fin de mai, il ne restait plus qu'un orifice étroit à la réunion des branches du T. La guérison paraissait assurée, lorsque le malade présenta certains troubles du côté des voies urinaires, caractérisés par la difficulté qu'éprouvaient les premières gouttes d'urine à parcourir l'étendue du canal, par une cuisson assez pénible au début et surtout à la fin de la miction, enfin par une sécrétion exagérée des glandes uréthrales.

Lorsqu'on pressait le gland, une gouttelette d'un liquide opalin et gluant venait sourdre au méat, point d'érection. Cet état ne nous préoccupa nullement.

Le malade se levait depuis trois jours à notre insu, lorsque le 3 juin, il fut pris de courbature, d'inappétence sans frisson ni céphalalgie.

Le lendemain, une rougeur assez vive, avec augmentation de volume de la région, apparaissait à l'anneau inguinal externe, du côté droit. Malgré cet accident le pansement au glycérolé d'amidon fut continué. Les jours suivants, la rougeur et le gonflement ne firent que s'accroître ; bientôt les tuniques scrotales du même côté furent envahies, les parties devinrent horriblement douloureuses ; l'empâtement avait acquis un tel développement, qu'il était impossible de distinguer les éléments du cordon. Le testicule avait contracté des adhérences avec ses enveloppes, et partageait probablement leur inflammation. La rénitence exagérée et le défaut de fluctuation firent supposer qu'il n'y avait

pas de liquide dans la tunique vaginale. Des frictions avec l'on-
guent napolitain, des cataplasmes maintenus en permanence
sur la région, un émétho-cathartique, ne purent enrayer la
marche de la maladie.

L'inflammation s'était étendue sur le scrotum du côté gauche;
mais le testicule était resté libre, sans changement dans son
volume et dans sa consistance; seulement il avait été rejeté
contre la paroi externe par une saillie hémisphérique de la cloison enflammée et considérablement épaissie.

La réaction générale fut toujours modérée, ce qui n'empêcha
pas l'augmentation de la région. Le scrotum du côté droit avait
doublé de volume; la douleur devenait intolérable, lorsque
M. Desormeaux crut devoir donner un coup de bistouri, afin d'a-
paiser la souffrance. Ce fut le 8 juin qu'une incision longue de
3 centimètres, mesurant 7 à 8 millimètres en profondeur, fut
pratiquée sur la face antérieure et moyenne du scrotum, côté
droit. L'aspect des tissus était à peu près le même que dans le
phlegmon diffus, lorsque le pus commence à s'infiltrer dans les
mailles du tissu cellulaire. Il s'écoula très-peu de san et pas de
pus. Le soulagement fut instantané. Quelques brins d charpie
sont introduits dans la plaie et les cataplasmes continués. Le patient garda la diète et le repos.

Le 9, les lèvres de la plaie s'étaient écartées pour livrer passage à une tumeur ayant la forme d'un ovale allongé, et pour
diamètre à peu près ceux de l'incision; sa couleur était d'un gris
cendré; sa surface, finement striée, irrégulièrement hémisphérique, n'avait en aucun point l'apparence granulée, et nulle part,
l'examen le plus attentif ne nous fit découvrir des points blancs
nacrés, semblables à ceux que donnent les tissus fibreux; sa consistance était ferme sans dureté; sa superficie était vouée à une
mortification certaine. La douleur à la pression suivit la même
marche que l'inflammation; assez vive lorsque celle-ci avait sa
plus grande acuité, elle diminua graduellement pour s'éteindre
complétement avec elle. Cette tumeur s'accrut en hauteur pen-
deux jours, conservant sa forme primitive; son sommet arrondi
avait le même diamètre que sa base, sa consistance paraissait
diminuer; sa couleur devenait plus foncée; jamais elle ne donna
une goutte de sang. Le troisième jour elle subit un temps d'arrêt.

Le quatrième, au contraire, elle fit une poussée prodigieuse qui la déforma; car cette seconde poussée, en formant à la base de l'arête inférieure une saillie brusque d'environ 5 millimètres, se distinguait nettement de la précédente; on eût dit que la rupture d'un lien constricteur à l'extrémité de l'incision avait permis au contenu de la loge scrotale de s'étaler à l'extérieur par une plus large ouverture. A partir de ce moment la tumeur n'augmenta presque plus; elle s'élevait à 3 centimètres au-dessus de la surface cutanée. Sa base était alors plus large que son sommet; ses faces latérales étaient un peu aplaties, et on voyait sur l'arête inférieure cette sorte d'encoche, point de séparation entre la tumeur de la première poussée et celle de la seconde. Sa surface était devenue d'un gris uniforme très-foncé, sans suppuration, ni granulation. L'inflammation persistait et avec elle la douleur; la rougeur de la peau était aussi vive, l'empâtement aussi considérable. La cuisson en urinant avait disparu aussitôt après l'incision. Pas de veine variqueuse sur les bourses, pas de douleur lombaire; la fièvre était modérée. Cependant le malade s'affaiblissait plutôt par le manque de repos dû à la souffrance, que par l'appareil fébrile. Alors le dimanche 14 juin, en présence de M. Jarjavay, l'incision fut prolongée de 2 centimètres, et d'après les conseils de ce chirurgien, le pansement fut changé, les cataplasmes furent remplacés par de la charpie sèche; les bourses furent maintenues par un édifice de linge élevé entre les cuisses du malade. Ce nouveau débridement resta sans influence sur la marche de la tumeur. L'inflammation était arrivée à sa dernière période; la tumeur commençait à se ramollir et à suppurer. Ce même jour, nous y enfonçâmes des pinces à disséquer en différents points; quelques débris retirés sans douleur furent portés sous le champ du microcospe. On y voyait des produits inflammatoires consistant surtout en fibrine granulée et en globules d'exsudat plastique. Ces éléments étaient reliés entre eux par du tissu cellulaire et des noyaux fibro-plastiques disséminés. Aucune trace de tube séminifère. La gangrène les avait complétement détruits.

Le 15 juin, l'écartement des lèvres de la seconde incision permit de voir manifestement au fond de la la plaie une membrane résistante ayant un aspect blanc nacré. La pureté de sa blancheur

indiquait assez qu'elle n'avait pas subi la mortification, et que
l'inflammation ne l'avait pas encore atteinte. Qu'elle pouvait être
cette enveloppe, sinon l'albuginée. A cette époque, la tumeur
tomba en une sorte de deliquium imprégné de pus, çà et là la
suppuration entraînait des parties sphacélées, non par lambeaux,
mais sous la forme d'une pulpe molle à odeur fade et nauséa-
bonde.

Le 17, un petit abcès du volume d'une amande, placé à 1 cen-
timètre environ de la lèvre externe de la plaie, fut ouvert avec
une lancette. Cette nouvelle source de suppuration ne tarda pas
à se tarir et à se fermer complétement.

Le 20, toutes les parties gangrenées sont éliminées, la plaie se
rétrécit, et de toute cette masse, s'élevant naguère à 3 centimètres
au-dessus de la surface scrotale, il reste une sorte de fongus re-
présentant assez exactement une framboise qui approche de la
maturité. Son sommet, un peu plus large que son pédicule, dépasse de quelques millimètres seulement les bords de l'incision ;
ses faces latérales sont légèrement aplaties ; sa surface est parsemée de petits mamelons, inégaux en volume, d'un rose tendre,
séparés à leur base par des dépressions plus pâles dans lesquelles
le pus sécrété en petite quantité a de la tendance à s'accumuler.

Le malade a recouvré l'appétit ; la fièvre a disparu, ainsi que
la souffrance. Le côté droit a beaucoup diminué ; cependant les
tuniques sont toujours engorgées et adhérentes aux organes
qu'elles recouvrent. Le côté gauche est actuellement d'un tiers
plus considérable que le côté opposé ; cette augmentation est due
à l'orgorgement considérable des téguments voisins de la cloison ;
sur le reste on observe une rougeur diffuse interrompue sur quelques points, par des plaques d'épithélium en voie de desqua-
mation. Les ganglions inguinaux sont légèrement tuméfiés du
côté gauche.

Le 3 juillet, toutes les fonctions se font régulièrement, le malade a recouvré son embonpoint ; les érections depuis quinze
jours sont aussi fréquentes qu'auparavant. Le fongus a diminué
de volume, les lèvres de la plaie en se rapprochant tendent à le
masquer chaque jour davantage ; il s'établit une sorte de fusion
entre ces dernières et la tumeur ; on voit des tractus fibreux de
couleur rose foncé s'étendre du pédicule au fond de l'incision, et

combler la dépression qui les séparait. Soumis aux tractions des brides cicatricielles, le fongus s'aplatit, s'étale en surface, tout en conservant son aspect mamelonné. Il était curieux de s'assurer si la tumeur avait de la sensibilité. Plusieurs fois nous l'avons pressée vigoureusement sans provoquer la moindre douleur. Les téguments sont dégorgés des deux côtés. A droite, le scrotum a changé de forme : au lieu de présenter la grosse extrémité en bas, il figure un cône dont la base répondrait au pubis. Le cordon n'est pas revenu à son volume normal, tous les éléments qui le composent sont distincts. En explorant la loge du testicule malade, on rencontre une tumeur allongée se continuant avec le cordon, présentant des bosselures à sa surface, une dureté et une consistance remarquables. C'est à ne pas en douter l'épididyme triplé de volume. Si on cherche quelles sont ses connexions avec le fongus, on trouve une ligne de démarcation assez mal accusée, à cause du gonflement des lèvres de la plaie et un pédicule très-court et assez gros qui réunit le fongus à l'épididyme. Malgré tout le soin que l'on peut apporter dans l'exploration, il est impossible de trouver quoi que ce soit ayant quelque analogie avec le testicule. La glande séminale a donc disparu.

Le 8, nous avons excisé quelques bourgeons charnus du fongus dont le volume est celui d'une petite framboise, sans produire la moindre douleur, en même temps que nous prenions quelques fongosités développées sur une adénite cervicale suppurée à trajets fistuleux, et nous les avons comparés sous le champ du microscope. La structure était la même, seulement les fongosités de l'adénite étaient mieux organisées, les vaisseaux plus développés et les globules d'exsudat plastique plus nombreux. Les granulations du fongus présentaient pour toute particularité quelques globules graisseux, pas de tubuli ni de matière jaune, pas de spermatozoïdes.

Le 18, le malade a une santé florissante. Il ne porte aucune trace de tuberculisation ; l'épididyme revient lentement à son volume normal, ses bosselures s'effacent, le fongus est réduit à la grosseur d'un pois qui aurait été aplati, la suppuration est presque nulle, quelques cautérisations au nitrate d'argent ont fait disparaître ses granulations, des adhérences solides l'unissent aux lèvres de la plaie.

Le 28, le malade est envoyé à Vincennes, sa guérison est complète. Il reste cependant encore un engorgement peu considérable du cordon et de l'épididyme. La tumeur a disparu ; à sa place il n'y a plus qu'une dépression formée par du tissu de cicatrice qui unit la peau du scrotum à l'épididyme.

Un mois après sa sortie, nous avons revu le malade. L'épididyme était revenu presque à son volume normal, la guérison s'était maintenue, et ayant exploré le scrotum de nouveau, nous n'avons rien retrouvé du testicule ; s'il en restait c'était bien peu, la queue de l'épididyme était restée adhérente aux enveloppes scrotales, sans que pour cela il en résultât des tiraillements dans le cordon. Le testicule de l'autre côté paraissait très-sain.

Pour nous appuyer sur cette observation, il faut démontrer que la tumeur était formée par la substance glandulaire non recouverte de son enveloppe fibreuse, l'albuginée.

Si nous nous reportons aux observations qui ont été publiées, nous verrons qu'au début la tumeur était lisse, régulière, nacrée, ou qu'elle était bourgeonnante ; au lieu de cela, n'avons-nous pas fait remarquer qu'elle était d'un gris cendré, qu'elle était finement striée, qu'elle ne présentait pas la moindre apparence de granulation, qu'elle portait sur son arête inférieure une dépression profonde qui n'aurait pas tardé à disparaître si elle s'était trouvée sur la glande protégée par sa membrane fibreuse. Au contraire, nous l'avons vue persister et ne s'effacer que par la mortification. Si la tunique fibreuse avait recouvert la glande, ne se serait-elle pas mortifiée la dernière ? n'aurait-elle pas été éliminée par lambeaux ? (Nous ne raisonnons pas d'après de pures hypothèses, mais d'après la structure intime des tissus.) Point du tout, nous voyons la mortification s'emparer de la surface, la réduire en une pulpe molle, pour aller de là gagner le centre de la tumeur. Quelle était cette membrane d'apparence fibreuse restée intacte, malgré l'inflammation, au fond de l'incision, formant le principal lien constricteur ? Était-ce le dartos ou le crémaster ? Si c'était une de ces tuniques ayant échappé jusque-là à l'inflammation, à plus juste titre l'albuginée qui est plus forte, plus résistante, moins susceptible de mortification, se serait-elle présentée avec ses caractères distinctifs, en suppo-

4

sant qu'elle ait recouvert la glande; puis la tumeur serait-elle tombée en gangrène? n'aurait-elle pas bourgeonné, comme dans les observations que nous avons rapportées? Par conséquent, nous sommes en droit de conclure que la tumeur était formée par la substance glandulaire non protégée par l'albuginée. Il est vrai que le microscope n'a pas démontré la présence des tubes ; mais les tubes pouvaient-ils survivre à la gangrène? N'est-ce pas le propre de cette affection de détruire les tissus qu'elle envahit et de les rendre méconnaissables. Nous restons convaincu que si nous avions enlevé plutôt quelques parcelles de la tumeur, et si nous les avions soumises à l'examen microscopique, nous aurions retrouvé tous les caractères assignés aux tubes séminifères.

Nous nous sommes déjà expliqué sur la valeur de la matière jaune, nous avons dit que M. Jarjavay en faisait un produit constant du fongus, contrairement à l'opinion d'A. Cooper, de Brodie et de Curling; son absence dans le cas qui nous occupe vient confirmer l'opinion de ces derniers auteurs, et nous ne l'avons pas seulement cherchée dans les débris sphacélés, mais aussi dans les bourgeons charnus développés ultérieurement sur le pédicule de la tumeur; aussi sommes-nous disposé à accepter l'interprétation des chirurgiens que nous venons de citer; c'est-à-dire que la matière jaune est le produit d'une inflammation chronique antécédente.

Nous ne dirons qu'un mot, en passant, de la présence des spermatozoïdes dans le pus sécrété par le fongus; nous ne l'avons pas examiné à ce point de vue; c'est un symptôme qui aura une très-grande valeur si son exactitude est confirmée; jusqu'ici Curling seul l'a mentionné.

CAUSES ET MÉCANISME DE LA FORMATION DU VÉRITABLE FONGUS.

Nous ne reviendrons pas sur toutes les causes qu'on a accusées d'avoir produit le fongus comme on le comprenait alors, c'est-à-dire la hernie du testicule; il s'agit maintenant d'examiner celles qui peuvent donner naissance au fongus, tel que nous l'entendons. Nous commençons d'abord par éliminer toutes les inflammations chroniques, et nous en avons déjà donné le motif; c'est que les inflammations chroniques, loin de favoriser la sortie de la substance glandulaire, lui opposent, pour ainsi dire, une barrière, en y déposant de la matière jaune, et en ne formant qu'une masse plus ou moins compacte des vaisseaux séminifères, condition fort peu favorable à leur irruption à travers une solution de continuité de l'albuginée. Nous en dirons tout autant de la matière tuberculeuse. Nous savons bien que le tubercule en se ramollissant, donne lieu à des abcès qui perforent l'albuginée et les tuniques scrotales; nous savons bien qu'ils ouvrent la porte à la substance glandulaire, mais nous savons aussi que la perforation de l'albuginée est toujours très-petite dans ces cas, et que, quand les tubes s'échappent de leur loge, c'est avec la matière tuberculeuse et un à un, mais non pas en masse, condition indispensable pour constituer un fongus.

Le traumatisme est mis hors de cause; nous avons cité trop d'exemples pour qu'on puisse nier son peu d'influence.

Doit-on s'arrêter davantage à l'orchite aiguë? Les nombreux exemples de Vidal (de Cassis) ont depuis longtemps jugé cette question. Si l'orchite aiguë seule ne produit pas le fongus, il n'en est plus de même lorsqu'elle agit de concert avec un phlegmon violent des bourses. Ces deux causes réunies exercent une telle compression sur la substance glandulaire, que si par hasard on fait une incision au scrotum, et surtout si cette incision intéresse l'albuginée, les tubes séminifères, pressés de toutes parts, s'échappent de leur loge, les colonnes fibreuses sont détruites et entraînées par la violence de la pression, et toute cette masse se présente à l'ouverture, qu'elle agrandit au besoin, si le passage est trop étroit; alors, libre de toute entrave, elle vient s'étaler entre la solution de continuité, après s'être moulée sur l'orifice de sortie. Que, dans certains cas de tubercule du testicule, il survienne une inflammation aiguë, que l'albuginée soit amincie ou altérée par ces produits morbides, et que sous l'influence de l'abondance de ces produits morbides, ou de l'inflammation, elle livre passage à la masse glandulaire, nous sommes loin de nier la possibilité du fait; encore cela ne doit-il se produire que dans des circonstances excessivement rares. Mais alors que deviennent les vaisseaux spermatiques? chassés violemment de leurs loges, privés de leur protection naturelle, soumis à l'action irritante des corps étrangers, vont-ils continuer à fonctionner? ne subi-ront-ils aucun trouble dans leur nutrition, comme porte à le croire l'observation de Duncan? et la nature va-t-elle leur don-ner une nouvelle tunique protectrice pour les soustraire aux injures des agents extérieurs? Non; du reste, il n'est guère admissible que des corps d'une délicatesse aussi grande, d'une nutrition aussi active, puissent continuer à vivre dans des condi-tions si peu favorables; aussi sont-ils frappés de gangrène, toute cette masse tombe en une sorte de deliquium sanieux. Alors seulement après l'élimination complète de toutes les par-ties mortifiées, des bourgeons charnus se développent sur le reste de la tumeur, c'est-à-dire sur le pédicule, pour réparer, autant que possible, la perte éprouvée par l'organe.

La formation de la tumeur n'est pas brusque, instantanée; plusieurs jours sont nécessaires pour qu'elle acquière son entier développement. Sa marche est progressive et, s'il subit un temps d'arrêt, il n'est que de courte durée.

En résumé, trois causes concourent à la formation du fon-gus. 1° Une violente inflammation des tuniques scrotales, 2° une rétraction de l'albuginée sous l'influence de la même cause; toutes deux agissant dans le même sens pour exercer une pres-sion concentrique sur la substance glandulaire; 3° un défaut de résistance sur un point de l'organe sécréteur.

Symptômes et marche. Le fongus du testicule n'étant qu'une com-plication d'une autre affection, ce n'est pas par lui que débutent les symptômes. Résultat, bien rare il est vrai, d'un état morbide préexistant, c'est par celui-ci que nous devons commencer. Dans le cas qui nous est personnel, c'est un phlegmon des bourses qui a ouvert la marche. Le scrotum du côté droit princi-palement devint très-rouge, très-douloureux, la moindre pres-sion arrachait des cris au patient, le volume augmenta rapide-ment, une tension des plus pénibles se faisait sentir dans la région, des douleurs d'une autre nature se prolongeaient le long du cor-don, c'étaient des tiraillements s'étendant jusque dans les reins. La réaction générale était assez vive; l'empâtement tellement considérable qu'il était impossible de distinguer les éléments du cordon; les tuniques du scrotum, infiltrées par les liquides de l'inflammation, étaient épaissies et exerçaient une vigoureuse compression sur les organes contenus dans leur cavité. Cet état ne fit qu'augmenter durant cinq jours, la souffrance était tellement atroce qu'il fallut donner un coup de bistouri pour l'apaiser. La tunique albuginée fut-elle intéressée par l'instrument tranchant ? C'est ce qu'il est impossible de dire. A partir de ce moment se déroulèrent les phénomènes que nous allons décrire.

Si, au lieu de pratiquer un large débridement, on n'avait fait que des mouchetures avec une lancette, le fongus se serait-il produit ? Nous ne le croyons pas ; car une des conditions de la formation du fongus est un défaut de résistance sur une certaine étendue. Or les mouchetures auraient d'abord débridé les tuniques sur plusieurs points simultanément, auraient permis le dégorgement des tissus dans toute l'étendue de la tumeur, et auraient diminué la pression concentrique dans toute la masse à peu près également, l'équilibre n'aurait pas été rompu, la résistance à la pression concentrique aurait été la même partout ; tandis qu'une large incision, en même temps qu'elle diminue la tension des tissus incisés, en favorisant leur dégorgement, elle laisse sans contre-poids la partie de la glande correspondante à la solution de continuité, sans pour cela diminuer beaucoup la pression exercée sur les autres points par la surface du scrotum restée sans débridement.

Il est donc nécessaire que l'inflammation ait une certaine intensité pour déployer une force capable de chasser hors de sa coque fibreuse la substance glandulaire, qui par elle-même n'a aucune tendance à s'échapper en masse. Cette inflammation aiguë peut, bien entendu, s'enter sur une phlegmasie chronique ; nous avons déjà donné les raisons pour lesquelles nous ne voulions pas faire entrer cette dernière en ligne de compte ; parce que la lenteur de la phlegmasie chronique donne le temps aux tissus de se distendre et à l'organe enveloppé de s'habituer à une pression relativement moindre.

Enfin, quoi qu'il en soit, le lendemain de l'incision les lèvres de la plaie s'étaient écartées pour donner passage à une tumeur ayant à peu près le volume et la forme d'une amande, sa surface était finement striée, sans la moindre trace de granulation, sans la plus petite rougeur, d'un gris sale, molle, peu résistante ; elle se laissait facilement déchirer sans donner une seule goutte sang. Lorsqu'on la touche légèrement, le malade n'accuse aucune sensation douloureuse ; si on la presse, on développe une douleur assez vive, mais cette douleur paraît plutôt résulter de la transmission de la pression aux lèvres de la plaie que de la sensibilité morbide de la tumeur. Son augmentation se fait pendant plusieurs jours successifs. Arrivée à son entier développement, la tumeur ne dépasse pas la grosseur d'un marron, elle peut être plus petite. Aussitôt sa sortie la douleur se calme, et même avant, si son éruption est favorisée par une incision. Sa couleur devient de jour en jour plus foncée, elle prend une teinte noirâtre, sa surface se ramollit, devient de plus en plus insensible à la pression jusqu'à la formation de ses granulations, époque où la sensibilité est complétement étcinte.

Bientôt la superficie tombe en une sorte de deliquium imprégné de pus, à odeur fade ; cette destruction gagne le centre de la tumeur qui disparaît comme ont disparu les couches supérieures ; du centre, elle s'étend jusqu'au pédicule. Après l'élimination des parties mortifiées, on assiste au développement des bourgeons charnus, la tumeur prend alors la figure exacte d'une framboise, et sécrète en petite quantité un pus de bonne nature. En même temps que ce travail d'élimination s'accomplit dans la tumeur, un travail de résolution s'effectue dans les enveloppes du scrotum, la rougeur, l'empâtement et le gonflement disparaissent graduellement, les parties reviennent à leur état normal. C'est alors que la douleur diminue rapidement, et que tombe tout l'appareil fébrile. De sorte que l'on peut dire que l'exaspération de la douleur disparaît au moment de l'évolution du fongus, mais la douleur ne cesse réellement qu'après la résolution de l'engorgement des tissus du scrotum.

A la période d'élimination succède la période de réparation. Les bourgeons charnus développés sur le pédicule du fongus, s'unissent à ceux qui végètent sur les lèvres de l'incision, on voit des tractus charnus, étendus de l'un à l'autre, combler la dépression circulaire qui enveloppe le fongus ; et rapprocher les bords de la plaie de ce dernier. En un mot il se fait une réunion par seconde intention, et bientôt une cicatrisation définitive.

Comme nous l'avons déjà fait remarquer, ces bourgeons char-

nus sont complétement insensibles et à la pression et à l'excision,
loin de présenter cette douleur énervante caractéristique, sur laquelle M. Jarjavay a tant insisté. Leur vascularisation est assez
grande.

Pendant que s'effectue tout ce travail pathologique, les organes
voisins restent-ils insensibles à l'action de la cause morbide?
Non ; l'épididyme est également atteint, et l'inflammation, loin de
se limiter à cet organe, s'étend encore sur tout le cordon qui devient gros, dur et très-douloureux. L'induration qui succède à cet
engorgement aigu persiste pendant longtemps. On ne voit point
de veine variqueuse sur le scrotum. L'urèthre et la vessie restent
à l'abri de l'orage.

Après la guérison, le scrotum a changé de forme; au lieu de
présenter sa grosse extrémité en bas, c'est au pubis que correspond la base du cône dont il a emprunté la figure; son sommet
tronqué occupe la partie la plus déclive; sur sa circonférence on
retrouve les traces des mutilations qu'il eut à subir. L'orifice de
sortie du fongus est remplacé par une cicatrice plissée, déprimée à
son centre, adhérente à la tumeur contenue dans la cavité vaginale.
C'est entre le pédicule de la tumeur et les lèvres de la plaie que
s'établit cette sorte de fusion de tissu; peut-être même que la dépression du centre de la cicatrice est due à la traction exercée par
la tumeur renfermée dans le scrotum. Cette tumeur est constituée par l'épididyme augmenté de volume, bosselée, donnant at-
tache par une de ses faces à une sorte de noyau dur, assez régu-
lier, du volume d'une petite noisette, adhérent à la cicatrice. Ce
noyau est formé par l'albuginée revenue sur elle-même, et peut-
être par quelques tronçons de tubes séminifères échappés à la
gangrène. Lorsqu'on exerce une certaine pression sur la tumeur
intérieure, on provoque une douleur énervante particulière s'ir-
radiant jusqu'au rein correspondant, analogue à celle qui a son
siége dans le testicule du côté opposé soumis à une pression
égale.

Le cordon n'est pas considérablement augmenté de volume, le
canal déférent seul présente un diamètre plus considérable qu'à
l'état normal et se continue sans ligne de démarcation avec l'é-
pididyme. L'engorgement de ces différents organes diminue graduellement.

Il résulte de tout cet exposé que la tendance du fongus est vers la guérison et non pas vers l'augmentation continuelle de volume comme l'a écrit M. Jarjavay. La contradiction entre ces deux opinions n'est qu'apparente, elle s'explique d'elle-même, après avoir séparé nettement le véritable fongus de la hernie du testicule.

DIAGNOSTIC.

Puisque, avant les progrès de l'anatomie pathologique, le fongus du testicule a été pris pour un cancer, l'erreur était pardonnable à cette époque encore peu éloignée de nous; mais, maintenant que de nombreuses recherches ont été faites sur ce sujet par des chirurgiens de premier ordre, il n'est plus permis de tomber dans cette faute, et en tous les cas, ce n'est qu'avec le cancer ulcéré que la confusion serait possible. Sans nous arrêter sur le diagnostic différentiel de ces deux tumeurs, nous croyons cependant qu'il ne sera pas inutile de signaler en peu de mots les principaux symptômes qui les séparent. Il est un signe d'une très-grande valeur pour distinguer le cancer du fongus, c'est l'aspect que présente la tumeur, et surtout les rapports qu'elle affecte avec les tuniques du scrotum. Dans le cancer, l'ulcération est généralement taillée à pic et creusée à son centre, la surface ulcérée est bourgeonnante, saignant au moindre contact, sécrétant un ichor sanieux d'une odeur particulière. Les végétations sont inégales en volume, d'un rouge violacé, et quelquefois masquées par une sanie noirâtre fétide, résultant des hémorrhagies produites par le frottement des objets extérieurs. Le fongus au contraire forme une saillie arrondie, ovoïde au-dessus de la perforation des enveloppes scrotales, ce caractère suffirait à lui seul pour établir la différence.

Mais il est une erreur bien plus facile à commettre, une distinction bien plus importante à établir, au point de vue de la marche, du pronostic et du traitement; nous voulons parler de la confusion faite encore tous les jours entre le fongus véritable et la hernie du testicule. Ce n'est qu'en retraçant les traits saillants de ces deux maladies que nous parviendrons à les distinguer l'une de l'autre,

En première ligne nous placerons un caractère qui à lui seul suffirait pour les faire reconnaître; malheureusement ce caractère est fugace, et on n'arrive pas toujours à temps pour l'observer; nous voulons parler de l'aspect de la tumeur dans les premiers jours de sa formation. La hernie du testicule peut, à ce moment, se présenter sous deux formes : ou bien la tunique albuginée n'est pas encore recouverte de granulations et alors la tumeur présente un aspect lisse, miroité, une couleur blanche nacrée, qui ne tarde pas à devenir rosée; ou bien la fibreuse est déjà envahie par les bourgeons charnus. Comme le fongus du testicule au début ne se présente jamais de cette manière, on comprend tout de suite la valeur de ce symptôme. Au lieu de cela, le fongus ne présente pas de granulation, n'est pas blanc, mais d'un gris cendré, sa surface est plus ou moins inégale, légèrement striée. En un mot ces deux tumeurs sont séparées par toute la différence qui existe entre les tubes séminifères herniés et la tunique albuginée mise à nu.

Il arrive une phase de la maladie, dans laquelle les deux tumeurs sont granuleuses, c'est alors que le diagnostic devient difficile; cependant la difficulté est plus apparente que réelle, parce que l'une des deux tumeurs commence par où l'autre finit, c'est-à-dire que la hernie du testicule est granuleuse à sa sortie, ou le devient quelques jours après; tandis que le fongus est primitivement strié et ne devient granuleux qu'après sa mortification, à sa période de réparation. L'une bourgeonne pour augmenter de volume, pour constituer son caractère morbide, l'autre bourgeonne pour diminuer de volume, pour réparer la perte de substance, pour former une cicatrice.

Le volume de la tumeur ne nous apprend presque rien; généralement elle est de la grosseur d'un marron, lorsqu'elle a atteint son entier développement, on l'a vue cependant égaler un œuf de poule : dans ces cas, ce sera à peu près toujours une hernie.

Au début, nous trouvons encore des caractères distinctifs assez tranchés. La hernie du testicule est souvent précédée d'une affection chronique, orchite tuberculeuse, ou autre; habituellement il se fait une première perforation des enveloppes scrotales, pour donner issue à du pus, résultant soit de la fonte des tubercules, soit d'un abcès formé dans le parenchyme glandulaire. Cette perforation devient l'orifice de sortie du testicule entier, tunique albuginée comprise, et cette sortie se fait souvent tout d'un coup ; nous ne saurions mieux rendre la chose qu'en rapportant les propres paroles de l'observation, « la tumeur éclate à travers la peau. » Il n'est pas nécessaire que le scrotum prenne une part bien grande à l'inflammation de la glande, le plus souvent c'est un simple travail ulcératif portant sur un point très-limité des bourses.

Le fongus est précédé d'une inflammation violente, aiguë, atteignant principalement le scrotum ; cette phlegmasie franche peut débuter d'emblée ou s'emparer de l'organe déjà malade. Plus l'inflammation est aiguë, plus la pression concentrique est énergique, et plus la formation du fongus est à craindre, s'il y a une solution de continuité au scrotum et à l'albuginée ; si la solution de continuité portait seulement sur le scrotum, la glande étant fixée dans la cavité vaginale par des adhérences solides, il pourrait se faire que la pression exercée sur la substance glandulaire fasse éclater la tunique fibreuse au point correspondant. Quoi qu'il en soit, le fongus se développe péniblement, il lui faut plusieurs jours pour arriver à sa période d'état.

Dans les deux cas, la douleur disparaît après l'irruption de la tumeur.

La marche est bien différente, la hernie végète, s'étale en surface, le fongus se gangrène, s'élimine et bourgeonne.

La douleur à la pression, si caractéristique dans la hernie, douleur spéciale à ce genre d'affection, douleur énervante, semblable à celle qu'on développe en comprimant fortement un testicule sain, manque complétement dans le fongus, parce que la pression ne porte que sur des tissus ou déjà mortifiés, ou assez malades pour être privés de sensibilité. Ce signe a également une grande valeur.

La durée de la hernie est de plusieurs mois habituellement, celle du fongus est plus courte de beaucoup.

Le résultat est également bien différent ; le fongus c'est la perte de l'organe, la hernie n'en est qu'une maladie curable.

Nous n'avons pas besoin de nous étendre sur des caractères aussi tranchés, sur des signes aussi évidents ; les longueurs nuiraient à la clarté.

Nous passons sous silence la hernie du testicule, résultant de la destruction ou de la mortification du scrotum ; nous croirions faire injure à nos lecteurs en insistant sur des différences aussi grossièrement évidentes. Jamais personne n'a confondu cette dernière lésion avec le véritable fongus.

PRONOSTIC.

Le fongus bénin du testicule ne présente aucune gravité, disent tous les auteurs qui ont parlé de cette affection ; la dénomination qu'on lui a donnée semble l'indiquer assez clairement. Mais la gravité du fongus peut être interprétée de deux manières ; si on comprend par gravité ce qui porte une atteinte profonde à la santé de l'individu, ce qui lui porte même un coup mortel, le fongus bénin n'est généralement pas d'un pronostic grave. Si, au contraire, on restreint le mot gravité à l'organe atteint, si on n'a en vue que les désordres locaux qu'il peut produire, c'est une affection grave, puisqu'elle entraîne fatalement la perte de la glande séminale. Un testicule de moins n'est pas, nous le savons, une perte tellement grande que l'individu ne puisse pas vivre ; mais qu'il ait déjà un testicule réduit à l'impuissance par suite d'une maladie antérieure, ou d'une lésion quelconque, et on comprendra de suite combien la chose devient sérieuse.

Le fongus du testicule entraîne-t-il fatalement la perte de l'organe ? Il ne nous est pas permis de porter un jugement définitif d'après un seul cas ; cependant nous avons des motifs sérieux pour répondre par l'affirmation, en nous appuyant sur les considérations que nous avons développées dans ce travail. Si nous avions à nous prononcer sur une hernie du testicule, nous porterions souvent un pronostic favorable, en nous basant sur les faits actuellement assez nombreux dans lesquels le testicule, réintégré dans la cavité vaginale, a repris ses fonctions ; l'exemple le plus probant est celui de Duncan. On peut admettre cependant que, même dans les véritables fongus, lorsque ces derniers sont partiels, la glande ne perd pas toute aptitude à la sécrétion, et que les tubes renfermés dans la coque fibreuse puissent continuer à être utiles. C'est une pure hypothèse à laquelle il manque, pour avoir quelque valeur, la sanction des faits. Quant aux tubes herniés, échapperaient-ils à la destruction, que la lymphe plastique en se déposant dans leur cavité et dans leurs interstices, les rendrait impropres à l'accomplissement de leur fonction. Cependant il paraît que dans certaines orchites cette lymphe plastique peut être résorbée, et laisser ensuite la liberté d'action à la glande qu'elle avait envahie.

TRAITEMENT.

La simplicité des moyens curatifs employés contre le fongus nous dispense d'entrer en de grandes considérations sur son traitement. La conduite la plus sage qu'un chirurgien puisse tenir, disons-le tout de suite, est de laisser agir la nature, de la surveiller dans son œuvre réparatrice, et de la ramener dans la bonne voie si elle avait de la tendance à s'égarer. Ce précepte n'est certainement pas général, il ne peut être observé dans toutes les circonstances, mais pour le chirurgien éclairé et observateur, il est d'une application beaucoup plus fréquente qu'on ne le pense généralement. Aucune intervention n'est inutile en chirurgie ; elle est utile ou nuisible. Qui n'a vu les plus petites opérations, les incisions les plus insignifiantes, les simples piqûres, être suivies des accidents les plus formidables, et même de la mort ! Ces faits malheureux portent avec eux leur enseignement, c'est-à-dire qu'on ne doit point pratiquer d'opération avant d'avoir constaté l'impuissance de la nature à réparer la lésion faite à l'économie, ou avant d'avoir la conviction que la nature avait imprimé une fausse direction à ses forces. Si telle avait été la règle de conduite des chirurgiens traitant les hernies du testicule, cet organe aurait été sacrifié moins souvent en pure perte pour le malade. Lorsqu'il s'agit d'un fongus du testicule, le médecin doit rester spectateur attentif des phénomènes qui se déroulent sous ses yeux, prêt à intervenir lorsqu'il sera nécessaire ; malheureusement l'art est impuissant à prévenir la perte de la glande. Après la formation de la tumeur, laisser agir la nature, combattre l'inflammation par les moyens ordinaires, et réprimer, s'il en est nécessaire, l'exubérance des bourgeons charnus après l'élimination des parties sphacélées, sont les seules choses à faire dans ces cas.

Devrait-on tenter la castration selon le conseil qui en a été donné par quelques chirurgiens ? Nous n'hésitons pas à faire une réponse négative. Car cette opération n'est pas tellement innocente qu'on ne puisse la pratiquer sans faire courir des dangers sérieux au malade ; puis, quel avantage pourrait-elle avoir ? une guérison plus prompte ? Ce résultat est fort incertain, et en supposant même que la guérison soit avancée de quelques jours, l'opération amènera une recrudescence dans l'inflammation, sans tenir compte des dangers auxquels elle expose le patient. Serre, de Montpellier, a rapporté un cas de mort après l'ablation d'un testicule hernié. Bien que ces faits soient rares, ils n'en sont pas moins à craindre, et puisque dans le fongus véritable la nature se charge de mener la lésion à bonne fin, nous ne voyons pas dans quel but l'art se croirait obligé d'intervenir.

Si le médecin est impuissant à guérir le véritable fongus, il pourra peut-être le prévenir.

En étudiant le mécanisme de la formation de la tumeur, nous avons vu que la cause principale, celle qui domine toutes les autres, était le défaut d'équilibre sur un point quelconque de l'organe ; par conséquent, tous les efforts devront tendre à ne pas rompre l'équilibre. Le moyen en est assez simple ; on obtiendra ce résultat en évitant de faire de larges incisions sur le scrotum, et surtout sur l'albuginée ; on devra les remplacer soit par des sangsues, soit par des mouchetures nombreuses, qui produiront les mêmes effets sans exposer les malades aux mêmes accidents. Nous ne voyons cependant aucun inconvénient à enlever avec l'instrument tranchant toute la portion de la tumeur qui dépasse la surface du scrotum, puisqu'elle doit être éliminée par gangrène. Ce moyen hâterait probablement la guérison de quelques jours. Il est bien entendu que nous ne parlons que du véritable fongus.

Le traitement de la hernie du testicule ne rentre pas dans notre cadre ; cependant, si nous avions un de ces cas à traiter, nous n'hésiterions pas, au point de vue de la conservation de l'organe, et au point de vue de la rapidité de la guérison, a réintégrer la glande dans la cavité vaginale, et à l'y maintenir par des points de suture ; mais nous choisirions notre moment, nous attendrions patiemment que l'inflammation fût tombée, sous peine de voir la tumeur se reproduire. Ce traitement a, depuis plusieurs années, la sanction de l'expérience. Néanmoins, si les tubercules avaient envahi toute la glande, et surtout s'ils étaient arrivés à la période de ramollissement, au lieu de renfermer un foyer purulent dans la loge scrotale, il serait avantageux d'enlever le testicule pour tarir une source d'épuisement.

CONCLUSIONS.

La hernie du testicule et le fongus bénin superficiel ne sont qu'une seule et même maladie.

Les auteurs ont confondu le fongus bénin parenchymateux avec la hernie du testicule.

Le fongus bénin véritable est une affection bien définie, ayant ses causes, ses symptômes et son traitement. On doit nettement le séparer de la hernie du testicule (fongus bénin des auteurs).